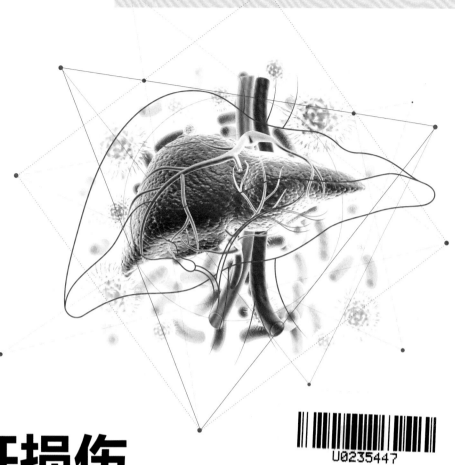

肝损伤
相关疑难疾病
病例精粹

刘旭东　廖柏明　主编

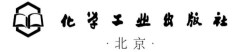

化学工业出版社

·北京·

内容简介

本书选取了23个疑难少见肝损伤相关疾病的临床真实病例，通过病例介绍、讨论、诊疗反思、核心提示几个板块完整呈现整个病例的诊治思路、治疗经验，对无明确推荐治疗方案者进行了一些探索，并且给出了整个诊治过程中的反思，特别是提出这种类似病例在临床实践中能给我们的核心提示。本书收集的病例真实、资料翔实，诊疗过程、诊疗反思及总结等内容系统详细。本书适合肝病相关专业医师、学生参考阅读。

图书在版编目（CIP）数据

肝损伤相关疑难疾病病例精粹/刘旭东，廖柏明主编. —北京：化学工业出版社，2023.7

ISBN 978-7-122-43189-9

Ⅰ.①肝… Ⅱ.①刘…②廖… Ⅲ.①肝损伤-中医临床-病案

Ⅳ.①R269.573

中国国家版本馆CIP数据核字（2023）第054698号

责任编辑：赵兰江 　　　　　　　　　　　　　装帧设计：张　辉
责任校对：宋　玮

出版发行：化学工业出版社（北京市东城区青年湖南街13号　邮政编码100011）
印　　装：北京尚唐印刷包装有限公司
710mm×1000mm　1/16　印张13¾　字数221千字　2023年9月北京第1版第1次印刷

购书咨询：010-64518888 　　　　　　　　　售后服务：010-64518899
网　　址：http://www.cip.com.cn
凡购买本书，如有缺损质量问题，本社销售中心负责调换。

定　　价：98.00元

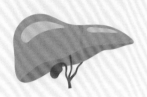

编写人员

主　编　刘旭东　廖柏明

副主编　宋怀宇　袁淑芳　韦贞伟　高碧华

　　　　陈瑞玲　覃后继　梁柱石

编　者

刘旭东（广西中医药大学附属瑞康医院）

唐艳芳（广西中医药大学附属瑞康医院）

林　海（广西中医药大学附属瑞康医院）

刘　容（广西中医药大学附属瑞康医院）

刘　丽（广西中医药大学附属瑞康医院）

廖柏明（广西医科大学附属第一医院）

张　鹭（广西医科大学附属第一医院）

万裴琦（广西医科大学附属第一医院）

甄秀梅（广西医科大学附属第一医院）

肖　芳（广西医科大学附属第一医院）

宋怀宇（广西壮族自治区人民医院）

何宛蓉（广西壮族自治区人民医院）

何志钧（广西壮族自治区人民医院）

袁淑芳（广西柳州市人民医院）

何唐艳（广西柳州市人民医院）

张月圆（广西柳州市人民医院）

佘东明（广西柳州市人民医院）

韦贞伟（南宁市第四人民医院）

罗　凤（南宁市第四人民医院）

程万里（南宁市第四人民医院）

高碧华（北海市人民医院）

曾厚洋（北海市人民医院）

郭　莉（北海市人民医院）

陈瑞玲（广西壮族自治区南溪山医院）

何　旭（广西壮族自治区南溪山医院）

钟清清（广西壮族自治区南溪山医院）

赵孝荣（广西壮族自治区南溪山医院）

李冬妮（广西壮族自治区南溪山医院）

覃后继（右江民族医学院附属医院）

黄美金（右江民族医学院附属医院）

邓凤莲（右江民族医学院附属医院）

黎　梨（右江民族医学院附属医院）

栾　和（广西医科大学第一附属医院）

梁柱石（梧州市第三人民医院）

蓝柏钊（梧州市第三人民医院）

钟大明（梧州市第三人民医院）

周　甦（梧州市第三人民医院）

莫穆隆（梧州市第三人民医院）

林嘉欣（梧州市第三人民医院）

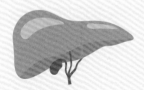

肝损伤相关疑难疾病
病 例 精 粹

前 言

　　肝脏是人体最大的消化器官，肝损伤相关疾病是威胁人类健康的一类重要疾病。肝脏疾病的临床表现大多以肝损伤为特点，而多数肝脏疾病的肝功能表现具有相似性，无特征性影像学改变，甚至病理学的特征性也不突出，给临床诊断带来困难；同时，一些其他疑难复杂疾病也以肝损伤为主要表现。

　　近年来，随着人民生活水平的提高和生活方式的改变以及环境因素的影响，诸如药物、营养品、化妆品、保健品以及生活、工业化环境等多种因素重叠影响，以肝损伤为首发症状就诊的患者越来越多。乙肝、丙肝等病毒感染的肝炎已被大家熟知，而自身免疫性肝炎、脂肪肝、胆汁淤积性肝病等肝脏疾病还没有引起足够重视。由于多重因素的影响使肝损伤的病因诊断和治疗变得越来越复杂和具有挑战性。

　　肝损伤疑难病患者的临床诊断仍需要我们详细询问病史、仔细进行体检以及进行特殊的实验室检查，针对相关线索追踪、询问、检查。而了解近年临床常见不明原因肝功能异常的特点，有助于理清诊疗思路，开拓视野，增强对疾病的认知，提高临床诊疗水平。

　　因此，编者从区域特点出发，组织了广西区内9家三甲医院肝病科或感染科骨干，选取各自单位的临床真实病例，围绕疑难少见肝损伤相关疾病，结合自己的临床诊疗，完整呈现整个疑难病例的诊治思路、特色病例的治疗经验以及对无明确推荐治疗方案者进行的一些探索，并且给出了整个诊治过程中的反思，特别是列出类似病例在临床实践中带给我们的核心提示，以促进肝病相关专业临床医生的思考，并提供参考。

本书纳入的病例按照统一格式编写，内容分为四部分。第一部分为病例简介，主要介绍该病例的就诊过程以及诊断和治疗，让读者明确这个病例的临床表现，尤其是与常见疾病不一样的症状、体征等。第二部分为诊疗反思（体会），主要介绍编者在这个疾病诊疗过程中的思考过程与经验总结，比如症状的识别和鉴别，治疗方案的选择思路，尤其是无明确推荐治疗方案时的选择思路，供读者参考；也对治疗或者诊疗过程的不足之处进行简要概括，与读者分享这些经验教训。第三部分为讨论，主要结合该病的国内外诊疗进展，进行回顾总结，开阔读者视野。第四部分为核心提示，主要对该疾病引起临床重视的要点进行归纳，对这样疑难少见疾病临床处置过程中需要注意的核心问题进行简要的提示。

有一些病例尽管完善了基因、病理等检查，也在细胞学等基础实验中探索了病因，但病因解释仍然不能令人信服；也有一些病例，尽管病因诊治都很清晰，但一些临床细节得不到很好的解释。由于编者的水平所限，该书内容难免存在瑕疵，恳请广大读者批评指正。

感谢全国中医临床优秀人才研修项目、广西岐黄学者建设项目、广西中医药大学岐黄工程高层次人才团队培育项目对本书出版的资助和大力支持。

刘旭东　廖柏明
2023 年 2 月

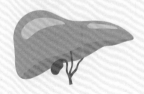

肝损伤相关疑难疾病
病 例 精 粹

目 录

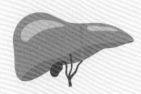

Graves病合并肝衰竭2例

弥漫性毒性甲状腺肿（Graves病）是由于甲状腺合成及分泌甲状腺激素过多而引起的一种常见的内分泌自身免疫性疾病，其病变可累及机体多个器官，包括肝脏，可导致肝功能损害，甚至肝衰竭。80%的甲亢由此病引起[1]。甲亢性肝损伤的病因包括Graves病甲亢、抗甲状腺药物和基础性肝病[2]。本文报道两例Graves病合并肝衰竭的病例，旨在拓宽临床医生的思路，加深对此类病例的认知，减少误诊和漏诊。

病例一介绍

患者为47岁男性，因"身目尿黄、消瘦1月余"于2017年10月30日入住我院肝病科。患者自诉1月余前无明显诱因出现身目尿黄，尿如浓茶色，伴消瘦、纳差、厌食油腻、心悸、手抖、乏力、烦躁，无腹痛、腹胀，无皮肤瘙痒，无解陶土样大便，无恶心、呕吐，无头晕、头痛，无气促，无胸闷、胸痛等不适，患者未予重视，未自行服用药物，但上述症状未见缓解。遂于2017年10月21日到南宁市邕宁区中医医院就诊，门诊查"乙肝两对半"，各项均阴性；总胆红素（TBIL）306.3μmol/L、直接胆红素（DBIL）235.1μmol/L、间接胆红素（IBIL）71.2μmol/L、白蛋白（ALB）34.6g/L、ALT 150U/L、AST 170U/L；ECG示房颤。拟以"黄疸查因"收入院治疗，期间查尿常规示胆红素（+）；凝血功能：

PT 24.9s，INR 2.21，PTA 35%；甲功五项：T_3 6.78nmol/L，T_4 237.3 nmol/L；甲肝IgM抗体、戊肝IgM抗体、丙肝抗体均阴性。上腹部CT+增强：① 胆囊结石并慢性胆囊炎；② 肝实质强化异常。甲状腺彩超示：① 弥漫性甲状腺肿；② 甲状腺血供丰富；③ 双侧甲状腺上动脉血流增快；④ 双侧颈部淋巴结可见。心脏彩超示二尖瓣、三尖瓣轻度关闭不全。电子胃镜示慢性浅表性胃窦炎。入院后予护肝、控制心室率、退黄等对症治疗，未见明显好转，现为进一步诊疗遂于今日转我院住院治疗，门诊拟"亚急性肝衰竭"收入我科。入院症见：身黄目黄，消瘦、心悸、手抖、乏力、烦躁。患者自发病以来，纳寐欠佳，近2月体重减轻5kg。既往史：发现有"弥漫性毒性甲状腺肿"10年余，曾至解放军303医院就诊，予口服药物（具体用药不详）治疗半年，未复查，平素时有心悸。2017年4月因"言语欠流利"至南宁市邕宁区人民医院住院治疗，诊断为"脑梗死"，经治疗后症状好转出院，现无遗留肢体活动不利。有"慢性胃窦炎、胆囊结石"病史；否认高血压病、糖尿病、冠心病等慢性病病史；否认结核等传染病病史，否认输血史，否认重大外伤史、手术史，否认食物及药物过敏史，预防接种史不详。有少量饮酒史，否认吸烟史，否认食鱼生史。家族史无特殊。

体格检查 T 36.0℃；P 121次/分；R 20次/分；BP 105/73mmHg；神清，精神欠佳，体型消瘦，慢性面容，皮肤、巩膜重度黄染，无肝掌，未见蜘蛛痣。双侧甲状腺体Ⅱ度弥漫性肿大。胸廓对称，双肺呼吸音清，未闻及啰音。心前区无隆起，心尖搏动位于左第五肋间锁骨中线内0.5cm，心前区无异常搏动，无震颤、心包摩擦感，心相对浊音界无扩大。心律绝对不齐，第一心音强弱不等，脉搏短促，A2＞P2，各瓣膜听诊区无心脏杂音，无心包摩擦音。舟状腹，腹软，剑突下压痛，无反跳痛，肝、脾肋下未及，胆囊未触及，墨菲征阴性，肝区叩击痛，脾区无叩击痛，腹部无移动性浊音。肠鸣音正常，双下肢无水肿。

实验室及其他检查 血常规+血型：白细胞$5.54×10^9$/L，中性粒细胞百分比51.2%，红细胞$4.46×10^{12}$/L，血红蛋白128g/L，血小板$103×10^9$/L，超敏C反应蛋白8.1mg/L，ABO血型为B型，Rh血型阳性。降钙素原0.22ng/mL。血氨38μmol/L。肝功能：TBIL 434.8μmol/L，DBIL 313.6μmol/L，IBIL 121.2μmol/L，ALB 27.4g/L，ALT 130IU/L，AST 77IU/L，ALP 153U/L，GGT 29IU/L，TBA 607μmol/L。凝血功能：PT 25s，INR 2.32，PTA 34%。甲功五项：高灵敏促甲状腺素＜0.10μIU/mL，游离T_3 20.12pmol/L，游离T_4 69.88pmol/L，甲状腺微粒体抗体23%，甲状腺球蛋白

抗体29%。乙肝五项（乙肝两对半）：乙肝表面抗体33.10mIU/mL，余均阴性。B型钠尿肽273.40pg/mL。HAV-IgM、HCV抗体、HEV-IgM、HDV-IgM、柯萨奇病毒IgM抗体、EB病毒IgM抗体、巨细胞病毒抗体IgM抗体、自免肝抗体、自身抗体十五项、抗核抗体、免疫球蛋白、梅毒抗体、艾滋病抗体均未见异常。肾功能、电解质、血脂、空腹血糖、肿瘤六项、肝纤四项、心肌酶谱、尿常规、粪便常规+隐血均未见异常。心电图：异位心律，心房颤动（快室率型），ST-T改变。胸部正侧位片：双肺纹理增多，心影增大，请结合临床。腹部+腹腔彩超：胆囊壁增厚、毛糙，胆囊多发结石，胆泥沉积，肝、胰、脾、双肾回声及血流未见明显异常，腹腔未见积液。肝胆胰MRI平扫+增强，肝胆胰水成像（MRCP）：胆囊多发结石伴胆囊炎。心脏彩超：二尖瓣重度反流，三尖瓣中度反流，左心室收缩功能正常范围。甲状腺彩超：① 弥漫性甲状腺肿；② 甲状腺血供丰富；③ 双侧甲状腺上动脉血流增快；④ 双侧颈部淋巴结可见。

诊断 1.亚急性肝衰竭

2.弥漫性毒性甲状腺肿

3.甲状腺功能亢进性心脏病，快速型房颤，心功能Ⅰ级

4.胆囊结石并发胆囊炎

5.慢性浅表性胃窦炎

治疗 予谷胱甘肽+异甘草酸镁注射液护肝，前列地尔注射液+熊去氧胆酸片退黄，注射用头孢哌酮钠他唑巴坦钠+奥硝唑氯化钠注射液抗感染，酒石酸美托洛尔片控制心室率，激素抗炎（3/11～5/11地塞米松磷酸钠注射液10mg静滴，6/11～8/11地塞米松磷酸钠注射液5mg静滴，9/11～11/11地塞米松磷酸钠注射液5mg静滴，12/11～14/11泼尼松片10mg口服，15/11～19/11泼尼松片5mg口服，20/11～24/11泼尼松片2.5mg口服），注射用兰索拉唑护胃，行三次人工肝DPMAS+血浆置管术（4/11、14/11、17/11）降低胆红素、清除毒素，补充白蛋白，输血浆补充凝血因子等对症支持治疗。

治疗结果、随访及转归 复查肝功能示胆红素较前下降明显，复查PT较前缩短，复查甲状腺激素水平较前明显下降，出院继续口服熊去氧胆酸胶囊利胆退黄、酒石酸美托洛尔片控制心室率。出院后门诊随访半月，患者复查肝功能较前明显下降，复查PT较前缩短，但因肝功能损害，患者未予抗甲亢治疗，出院后甲状腺激素水平较前明显上升（图1-1）。

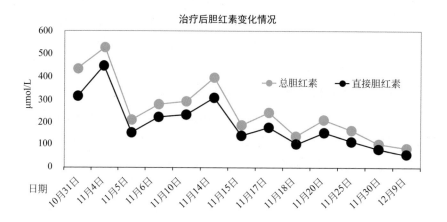

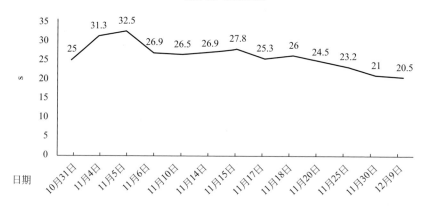

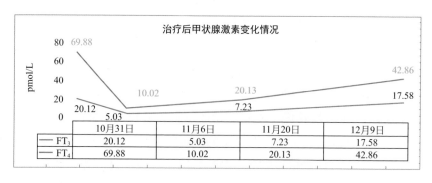

图 1-1 病例一治疗后胆红素、PT 及甲状腺激素变化折线图

病例二介绍

患者为54岁男性，因"身目尿黄半年余，加重1月余"于2018年1月8日入住我院肝病科。患者自诉半年余前开始出现身目尿黄，伴乏力，偶有肝区胀闷不适，当时患者未予重视，未予治疗。但上述症状未见缓解，遂于2017年11月20日至12月4日在我科住院，查肝功能（2017-12-02）：总胆红素69.1μmol/L，直接胆红素50.0μmol/L，间接胆红素19.1μmol/L；乙型肝炎病毒DNA（2017-11-21）＜1×10³copies/mL；乙肝五项：乙肝表面抗原91.56ng/mL，乙肝e抗体9.20PEI U/mL，乙肝核心抗体15.20 PEI U/mL；B型钠尿肽402.40pg/mL。心脏彩超示全心增大，二尖瓣关闭不全（中度），三尖瓣关闭不全（中度），左心室收缩功能正常范围。动态心电图示异位心律；心房颤动；偶发多源室性早搏（单个、成对室早）。上腹部MRI平扫+增强+MRCP未见明确异常。诊断为"① 病毒性肝炎，乙型，慢性；② 肝吸虫病；③ 心律失常，快室率心房颤动；④ 慢性心力衰竭，心功能Ⅱ级"，予护肝退黄、阿苯达唑片驱虫、控制心室率等治疗后出院。出院后自觉身目尿黄较前加重，伴有乏力、心悸、皮肤瘙痒，无腹痛腹胀，无畏寒发热，无解陶土样大便等不适，遂于2017年12月14日至2018年1月8日在外院住院，查肝功能：总胆红素451.10μmol/L，PT 20.9s，诊断为"① 慢加急性肝衰竭；② 腹膜炎；③ 弥漫性毒性甲状腺肿；④ 甲状腺毒症性心脏病，快速型心房颤动，心功能Ⅲ级"，住院期间于2017年12月25日行血浆置换术，并予恩替卡韦抗病毒，先后使用头孢地嗪+莫西沙星、特治星+莫西沙星抗感染，并予退黄、利胆、控制心室率等处理，症状改善不明显。末次复查肝功能：总胆红素600.90μmol/L，直接胆红素401.40μmol/L，间接胆红素199.50μmol/L，白蛋白33.3g/L，谷丙转氨酶140U/L，谷草转氨酶161U/L，碱性磷酸酶187U/L，谷氨酰转移酶100.2U/L，PT 19.00s。遂办理自动出院。现为求进一步诊治至我科门诊就诊，门诊拟"慢加亚急性肝衰竭"收入院。入院症见：身目尿黄、乏力、心悸，偶有肝区胀闷不适。既往史：患者于2017年12月14日至2018年1月8日在外院住院期间诊断为"弥漫性毒性甲状腺肿"，现予丙硫氧嘧啶抗甲亢治疗；曾诊断为"甲状腺毒症性心脏病，快室率心房颤动，心功能Ⅲ级"，目前口服酒石酸美托洛尔（倍他乐克）控制心室率。有乙肝病毒（HBV）携带30多年，平素无不适，乙肝病毒测不到，2017年12月15日开始予恩替卡韦抗病毒至今；有输血史。否认嗜酒史、吸烟史，有食鱼生史，已行驱虫治疗。家族史无特殊。

体格检查　T 36.2℃；P 112次/分；R 20次/分；BP 106/66mmHg；神清，精神欠佳，体型消瘦，慢性肝病面容，皮肤、巩膜重度黄染，无肝掌，胸前见蜘蛛痣。双侧甲状腺体Ⅱ度弥漫性肿大。胸廓对称，双肺呼吸音稍粗，未闻及啰音。心律绝对不齐，第一心音强弱不等，二尖瓣区及三尖瓣区可闻及2/6级收缩期吹风样杂音，肺动脉瓣区可闻及2/6级舒张期叹气样杂音。腹平软，全腹无压痛，无反跳痛，肝、脾肋下未及，胆囊未触及，墨菲征阳性，肝区叩击痛，脾区无叩击痛，腹部无移动性浊音。肠鸣音正常。双下肢轻度水肿。

实验室及其他检查　血常规：白细胞12.96×10^9/L，中性粒细胞百分比79.0%，红细胞3.63×10^{12}/L，血红蛋白108g/L，血小板173×10^9/L。CRP 7.8mg/L。降钙素原0.51ng/mL。生化：TBIL 657.5μmol/L，DBIL 438.4μmol/L，IBIL 219.1μmol/L，ALB 33.6g/L，ALT 146IU/L，AST 177IU/L，ALP 204U/L，GGT 49IU/L，TBA 386μmol/L。凝血功能：PT 22.6s，INR 2.04，PTA 39%。乙肝五项：乙肝表面抗原74.19ng/mL，乙肝e抗体9.20 PEI U/mL，乙肝核心抗体13.66 PEI U/mL；乙型肝炎病毒DNA＜500IU/mL；BNP 502.90pg/mL。甲状腺相关指标：高灵敏促甲状腺素＜0.10μIU/mL，FT$_3$ 15.72 pmol/L，FT$_4$ 30.94 pmol/L，甲状腺微粒体抗体19%，甲状腺球蛋白抗体24%。肿瘤七项：癌胚抗原5.43ng/mL，甲胎蛋白等均正常。肾功能、电解质、血脂、心肌酶谱、空腹血糖、铜蓝蛋白、免疫球蛋白、G6PD均未见异常。HAV-IgM、HCV抗体、HEV-IgM、HDV-IgM、柯萨奇病毒IgM抗体、EB病毒IgM抗体、巨细胞病毒抗体IgM抗体、自免肝抗体、自身抗体十五项、抗核抗体均阴性。心电图示异位心律，心房颤动。胸片示双肺纹理增多；心影增大。腹部彩超示肝实质回声增粗，请结合临床；胆囊壁增厚，胰、脾、双肾回声及血流未见明显异常。肝胆胰MRI平扫+增强+MRCP示胆囊炎，MRCP未见异常。

诊断　1.慢性+亚急性肝衰竭（Graves病相关）

2.弥漫性毒性甲状腺肿

3.甲状腺功能亢进性心脏病，心房颤动，心功能Ⅲ级

4.胆囊炎

5.乙肝表面抗原携带

6.轻度贫血

治疗 予谷胱甘肽+异甘草酸镁护肝、丁二磺酸腺苷蛋氨酸+熊去氧胆酸胶囊利胆退黄，恩替卡韦胶囊抗病毒、美罗培南抗感染、酒石酸美托洛尔片控制心室率、丙硫氧嘧啶片抗甲亢、激素抗炎（10/1-12/1地塞米松磷酸钠注射液10mg静滴，13/1-15/1地塞米松磷酸钠注射液5mg静滴，16/1-18/1地塞米松磷酸钠注射液5mg静滴，19/1-21/1泼尼松片10mg口服，22/1-26/1泼尼松片5mg口服，27/1-31/1泼尼松片2.5mg口服）、行四次人工肝DPMAS+血浆置换术（11/1、15/1、19/1、23/1）降低胆红素、清除毒素，补充白蛋白，输血浆补充凝血因子等对症支持治疗。

治疗结果及转归 复查肝功能示胆红素较前下降明显，复查PT较前缩短，复查甲状腺激素较前明显下降，出院继续口服丁二磺酸腺苷蛋氨酸退黄，熊去氧胆酸胶囊利胆，恩替卡韦胶囊抗病毒，丙硫氧嘧啶片抗甲亢控制心室率（图1-2）。

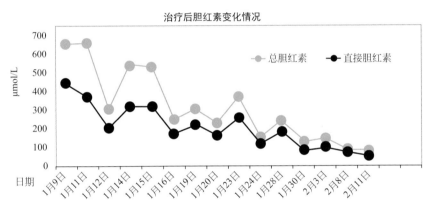

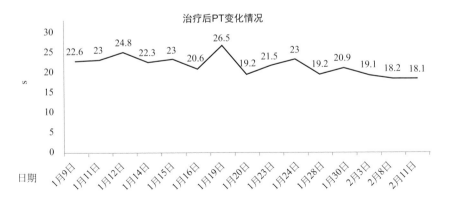

图1-2

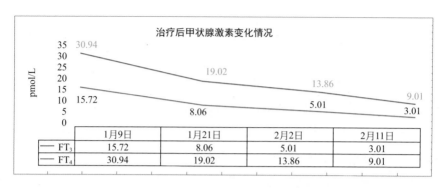

图 1-2　病例二治疗后胆红素、PT、甲状腺激素变化折线图

讨　论

Graves病是由于甲状腺合成及分泌甲状腺激素过多而引起的一种常见内分泌自身免疫性疾病，约占甲状腺功能亢进症的80%[1]，其病变可累及机体多个器官，亦可累及肝脏，可导致肝损伤，出现肝大、肝功能异常、黄疸、肝硬化、肝衰竭等，即甲亢性肝损伤[2]（hyperthyroidism-induced liver injury，HILI）。其病因主要包括Graves病、抗甲状腺药物和基础性肝病[3]。Graves病引起肝损害机制是多方面的，可能包括：① 甲亢时机体基础代谢增高，体内脂肪、肝糖原等物质分解较快，内脏组织耗氧量增加引起肝脏相对缺氧及营养不良[4-6]，尤其以中央区肝小叶敏感[7]。② 甲亢时血液中过多的甲状腺激素可通过显著降低谷胱甘肽、细胞色素P450水平及谷胱甘肽-S-转移酶活性而改变肝内相关酶的活性[8]。③ 甲亢时过量的甲状腺激素通过激活脂质过氧化、降低抗氧化防御活性导致肝脏的氧自由基生成过多，引起肝功能损害[9]。④ 甲亢时过量的甲状腺激素对肝脏的直接毒性作用，导致肝脏对缺氧、感染敏感性增加，引起肝损伤[6,9]。⑤ 甲亢时动脉血流量增加及流速加快，肝内压力调节机制被破坏，压力不易维持，周围血窦充血扩张，继而出血压迫肝细胞，造成肝萎缩[10]。⑥ 甲亢时β受体密度增加，从而提高了机体对儿茶酚胺的敏感性[11]，当甲亢合并心力衰竭等心脏疾病时，会引起循环障碍，导致肝静脉淤血，引起肝细胞缺氧变性坏死，造成肝损伤[4]。

目前缺乏HILI相关诊疗指南和专家共识，因此尚无统一、规范的HILI诊断标准，故目前HILI的诊断主要基于病史、临床症状及体征，以及实验室辅助检查等。临床可以参考以下标准[12,13]：① 明确诊断为甲亢。② 至少存在一项肝功能检查结果异常：谷丙转氨酶（ALT）和（或）谷草转氨酶（AST）升高；碱性磷酸酶（ALP）或γ-谷氨酰转移酶（GGT）升高；总胆红素（TBIL）和（或）直接胆红素（DBIL）升高；总蛋白（TP）和（或）白蛋白（ALB）下降，以及肝大和黄疸等临床表现。③ 排除其他原因引起的肝损害，包括肝脏原发疾病如病毒性肝炎、酒精性肝病、自身免疫性肝病、脂肪肝等，以及导致肝损伤的全身性因素如感染、药物、休克等。④ 甲亢在规范治疗或得到有效控制后，肝功能好转或恢复，肝大及黄疸等症状有所改善。

目前甲亢的治疗主要包括抗甲状腺药物（antithyroid drug，ATD）、¹³¹I、手术治疗。常用的ATD分为硫脲类和咪唑类两类，目前广泛使用的两种ATD分别为硫脲类的丙硫氧嘧啶（propylthiouracil，PTU）和咪唑类的甲巯咪唑（methimazole，MMI）。其中丙硫氧嘧啶引起肝损伤发生率为0.1%～0.2%，亦可引起暴发性肝坏死，是药物致肝衰竭的第三大病因；甲巯咪唑可导致淤胆型肝炎，多发生于老年患者[14]。当甲亢合并肝衰竭时，ATD、¹³¹I、手术治疗均存在禁忌[15]。人工肝是治疗肝衰竭的有效手段之一，其机制是基于肝细胞的强大再生能力，通过一个体外的机械、理化和生物装置，清除包括胆红素在内的各种有害物质，改善内环境，补充必需物质，暂时替代衰竭肝脏的部分功能，为肝细胞再生及肝功能恢复创造条件或等待机会进行肝移植[16]。利用人工肝支持系统治疗甲亢合并肝衰竭，可迅速控制甲亢症状并改善肝功能，为后续甲亢的治疗创造条件[17,18]。另外，糖皮质激素在甲亢中的应用，不仅可以抑制T_4向T_3转化，减少甲状腺激素对肝脏的损害，还可以抑制自身免疫反应，减轻免疫损伤导致的肝损害[19]。有文献报道，人工肝联合激素治疗甲亢合并肝衰竭取得了良好的疗效[20,21]。

以上两例患者均有黄疸、消瘦、乏力、心悸症状，入院后完善检查后均排除了甲型肝炎、丙型肝炎、戊型肝炎、丁型肝炎、柯萨奇病毒性肝炎、EB病毒性肝炎、巨细胞病毒性肝炎、自身免疫性肝炎、药物性肝炎、肝豆状核变性，同时病例一也排除了乙型病毒性肝炎，病例二虽有乙肝携带病史，但多次查乙肝病毒阴性，此次肝衰竭病因不考虑为乙肝病毒引起，结合病史及辅助检查结果，均考虑为Graves病所致的肝衰竭。这两例患者均采用双重血浆分子吸附系统（double plasma molecular adsorption system，DPMAS）序贯半量血浆置换（a little plasma exchange，LPE），安全性较高，能节省血浆成本，有效降低胆红素水平，改善肝功能，维持机体内环境稳定，还能通过吸附作用有效降低血清甲状腺激素及包括促甲状腺素受体抗体在内的免疫复合物水平，从而改善机体高代谢状态，降低甲状腺激素及相关免疫复合物对肝脏的损伤。另外，两例患者治疗过程中均辅以小剂量糖皮质激素，通过抗炎、免疫调节作用减轻免疫因素对肝细胞的损伤，也降低了甲亢危象的发生率。

目前，Graves病引起的肝衰竭治疗意见尚未统一。这两例患者采用人工肝支持系统联合小剂量激素治疗，取得了较好的疗效，且为后期甲亢的治疗创造了机会。

诊疗反思

本文中两例患者均以黄疸就诊，进一步排除引起肝功能损伤的病因，确诊为甲亢性肝损伤，该两例患者均进展为肝衰竭，甲亢的治疗手段均存在禁忌证，虽此两例患者在外院已开始口服丙硫氧嘧啶，但仍需警惕药物性肝损伤的可能，且第二例患者为乙肝病毒携带多年，亦需仔细甄别是否为病毒激活引起的肝衰竭。在治疗方面，通过组合型人工肝模式（DPMAS+LPE）联合激素治疗，能有效降低胆红素、甲状腺激素，也能减轻免疫因素对肝细胞的损伤，为甲亢的后续治疗创造了机会。但在使用激素过程中需注意消化道出血、感染加重等并发症。

核心提示

1.Graves病合并肝衰竭，可考虑使用激素联合人工肝治疗。

2.Graves病合并肝衰竭，甲亢药物的使用需要根据时机选择。

（刘丽　刘旭东）

参考文献

[1]　Videla L A，Smok G，Troncoso P，et al. Influence of hyperthyroidism on lindane-induced hepatotoxicity in the rat[J]. Biochem Pharmacol，1995，50（10）：1557-1565.

[2] 徐如意，唐红，白浪. 新发或未控制甲状腺功能亢进症导致肝损伤的诊断与治疗 [J]. 中华肝脏病杂志，2021，29（10）：926-931.

[3] Khemichian S，Fong T L. Hepatic dysfunction in hyperthyroidism. Gastroenterol Hepatol（NY），2011，7（5）：337-339.

[4] de Campos Mazo D F，de Vasconcelos G B，Pereira M A，et al. Clinical spectrum and therapeutic approach to hepatocellular injury in patients with hyperthyroidism. Clin Exp Gastroenterol，2013，6：9-17.

[5] Kibirige D，Kiggundu D S，Sanya R，et al. Cholestatic hepatic injury due to a thyroid storm：a case report from a resource limited setting. Thyroid Res，2012，5（1）：6.

[6] Wang R，Tan J，Zhang G，et al. Risk factors of hepatic dysfunction in patients with Graves' hyperthyroidism and the efficacy of 131iodine treatment. Medicine（Baltimore），2017，96（5）：e6035.

[7] Antón Aranda E. Intrahepatic cholestasis in untreated hyperthyroidism. Rev Esp Enferm Dig，2000，92（1）：49-50.

[8] 刘燕晶，张帆. 甲状腺功能亢进症性肝损伤的发生机制 [J]. 国际内分泌代谢杂志，2019，39（1）：34-35.

[9] Pasyechko N V，Kuleshko I I，Kulchinska V M，et al. Ultrastructural liver changes in the experimental thyrotoxicosis. Pol J Pathol，2017；68（2）：144-147.

[10] Osuna P M，Udovcic M，Sharma M D. Hyperthyroidism and the Heart. Methodist Debakey Cardiovasc J，2017，13（2）：60-63.

[11] Vargas-Uricoechea H，Bonelo-Perdomo A，Sierra-Torres C H. Effects of thyroid hormones on the heart. Clin Investig Arterioscler，2014，26（6）：296-309.

[12] Li C，Tan J，Zhang G，et al. Risk factors of hyperthyroidism with hepatic function injury：a 4-year retrospective study. Horm Metab Res，2015，47（3）：209-213.

[13] Zhang Q，Liu S，Guan Y，et al. RNASET2，GPR174，and PTPN22 gene polymorphisms are related to the risk of liver damage associated with the hyperthyroidism in patients with Graves' disease. J Clin Lab Anal，2018，32（2）：e22258.

[14] 葛均波，徐永健. 内科学（第8版）[M]. 北京：人民卫生出版社，2016.

[15] Subekti I，Pramono L A. Current Diagnosis and Management of Graves' Disease. Acta Med Indones，2018，50（2）：177-182.

[16] 中华医学会感染病学分会肝衰竭与人工肝学组. 肝衰竭诊治指南（2018年版）[J]. 中华肝脏病杂志，2019，29（1）：18-26.

[17] Tan Y W，Sun L，Zhang K，et al. Therapeutic plasma exchange and a double plasma molecular absorption system in the treatment of thyroid storm with severe liver injury：A case report. World J Clin Cases，2019，26；7（10）：1184-1190.

[18] 骆磊，朱郧鹤，杜兴邦，等. ¹³¹I联合人工肝血浆置换治疗Graves甲亢合并中-重度肝损害156例疗效分析 [J]. 标记免疫分析与临床，2019，26（6）：963-966.

[19] 吴路楠，张亚飞，李旭. 甲状腺功能亢进症合并肝功能损害的发生及治疗[J]. 安徽医学，2012，33（6）：778-780.

[20] Baena J C，Padilla J，Guzmán G. Thyroid storm associated with multiorganic dysfunction. Medicina（B Aires），2017，77（4）：337-340.

[21] Sasaki K，Yoshida A，Nakata Y，et al. A case of thyroid storm with multiple organ failure effectively treated with plasma exchange. Intern Med，2011，50（22）：2801-2805.

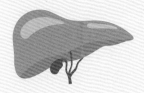

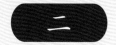

误诊肝硬化的自身免疫性肝病1例

肝硬化（hepatic cirrhosis）是各种慢性肝病发展的晚期阶段，病理上以肝弥漫性纤维化、再生结节和假小叶形成为特征，临床起病隐匿，病程缓慢，晚期以肝功能减退和门静脉高压为主要表现。肝硬化病因很多，常见有病毒性肝炎、酒精、非酒精性脂肪性肝炎、自身免疫性肝病等。自身免疫性肝病起病隐匿，包括自身免疫性肝炎（autoimmune hepatitis，AIH）、原发性胆汁性胆管炎（primary biliary cirrhosis，PBC）、原发性硬化性胆管炎（primary sclerosing cholangitis，PSC）。此外，一些患者可同时、先后呈现两种或两种以上的自身免疫性肝病，概括为重叠综合征（overlap syndromes，OS）。其中，最常见的是AIH-PBC重叠综合征。临床上很多自身免疫性肝病患者就诊时已进展为肝硬化。本文报道一例影像检查初诊考虑肝硬化，实际为自身免疫性肝炎同时伴有原发性胆汁性胆管炎特征，考虑AIH-PBC重叠综合征，旨在提高医师对该疾病的临床认知，拓宽临床医师的思路，提供参考治疗方案，积累对这一类疾病的诊治经验。

病例介绍

患者为72岁男性，因"反复腹部不适半月余，发现肝硬化1周。"于2022年4月19日入住我院肝病科。患者自诉2022年3月中旬无明显诱因出现腹痛腹胀，伴恶心、食欲下降，无发热、呕血、胸闷、心慌、水肿等症状，上述症状加重，遂于 2022 年 4 月 1 日至 4 月 9 日至贺州市人民医院住院诊治，住院期间有排黑粪，具体量不详。辅查肝功能：谷丙转氨酶 57.3U/L，谷草转氨酶 56.3U/L，粪便检查提示：粪便隐血试验阳性（3+）。腹部+盆腔 CT 提示肝硬化改变。内镜提示结肠息肉、慢性胃炎等。诊断："① 肝硬化并肝损害；② 消化道出血；③ 不全性肠梗阻？等"，予抑酸、护肝等治疗后腹胀痛改善，大便已转黄，稍感头晕、乏力，患者肝硬化并肝损害病因未明确，建议转上级医院就诊，遂由门诊拟"肝硬化代偿期"收住我科。自发病以来，患者精神可，纳一般，夜寐可，大小便正常。近 1 个月体重下降 5kg。既往有高血压病病史 10 年，最高收缩压 150mmHg，规律服用吲达帕胺 1 粒/天，血压控制正常；有糖尿病病史 10 年，规律服用二甲双胍 1 片/天+格列吡嗪 1 粒/天，血糖控制不详；有脑梗死病史，长期服用阿托伐他汀+阿司匹林治疗；否认肝炎、结核等传染病病史。否认输血史、重大外伤史。否认药物、食物过敏史。个人生于广西，久居本地，否认嗜酒史、吸烟史，无食鱼生史，无疫水、疫源接触史，无牧区、矿山、高氟区、低碘区居住史，无工业毒物、粉尘、放射性物质接触史。否认冶游史。否认家族性遗传倾向病史及类似病史、肝病病史。

体格检查 生命体征正常，神清，精神可，皮肤、巩膜无黄染，无皮疹、出血点，无肝掌、无蜘蛛痣。心肺查体（−）。腹平坦，无皮疹、色素沉着、条纹、瘢痕、脐疝、静脉曲张、胃肠蠕动波，腹壁柔软，全腹无压痛、反跳痛，未触及包块，肝脏肋下未触及，胆囊未触及，墨菲征阴性，脾脏肋下未触及。叩诊呈鼓音，肝上界位于右锁骨中线第五肋间，肝区无叩击痛，脾区无叩击痛，腹部无移动性浊音。肠鸣音正常，4 次/分，无气过水音，未闻及血管杂音。双下肢无浮肿。

实验室及其他检查 （2022-04-02 贺州市人民医院检查结果）粪便检查：粪便隐血试验阳性（3+）。（2022-04-07 贺州市人民医院）肝功能 10 项+电解质 6 项：谷丙转氨酶 57.3U/L，谷草转氨酶 56.3U/L，白蛋白 35.9g/L，钾 3.25mmol/L。乙肝五项：乙肝表面抗体 14.42mIU/mL，乙肝 e 抗体 1.440S/COI，乙肝核心抗体 90.910S/COI。（2022-04-04 贺州市人民医院）无痛肠镜+胃镜示结肠多发息肉、慢性非萎缩性胃炎伴糜烂（胃窦）。腹部+盆腔 CT 提示：① 肠梗阻征象消失，请结合临床；② 符合肝硬化改变，请结合临床；③ 双肾乳头区高密度影同前，钙化灶或小结石；④ 盆腔 CT 平扫未见明显异常。

入院诊断 1. 肝硬化？

2.高血压病3级（很高危组）

3.2型糖尿病

4.慢性非萎缩性胃炎

5.结肠多发息肉等

入院后辅助检查 （2022-04-14）血常规：白细胞计数$6.19×10^9$/L，中性粒细胞百分比47.3%，血红蛋白浓度150g/L，血小板计数$142×10^9$/L。粪常规+隐血（无粪寄生虫镜检）：大便隐血+-（↑）；尿25A+mAlb全套：尿葡萄糖2+（↑）。（2022-04-20）肝功能：总胆红素15.3μmol/L，直接胆红素6.6μmol/L，间接胆红素8.7μmol/L，总胆汁酸20.6μmol/L，白蛋白38.8g/L，球蛋白32.4g/L，谷丙转氨酶42.6U/L，谷草转氨酶29.3U/L，碱性磷酸酶116U/L，γ-谷氨酰转移酶291U/L（参考值10～60）。免疫球蛋白G 19.48g/L（参考值0.87～17.00），免疫球蛋白A、免疫球蛋白M正常。糖化血红蛋白全套：糖化血红蛋白6.60%（↑）。人类免疫缺陷病毒抗体、丙型肝炎抗体测定、梅毒螺旋体特异性抗体均阴性。乙肝五项（定量）全套：乙型肝炎核心抗体定量43.610PEI U/mL（↑）。异常凝血酶原检测、甲胎蛋白（AFP）测定、甲状腺功能未见异常。抗核抗体、抗线粒体抗体均阳性。心电图示① 窦性心律；② T波改变。腹腔彩超示腹腔未见明显积液。无创肝纤维化示肝脏硬度8.6kPa，脂肪衰减221dB/m。

（2022-04-19）肝胆胰MRI示：① 肝硬化，脾周少量积液；② 肝S5段异常灌注灶；③ 双肾小囊肿（图2-1）。

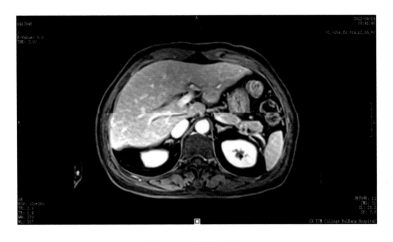

图 2-1　肝胆胰 MRI

（2022-04-18）彩超引导下肝穿刺活检术。病理结果：（肝穿刺组织）镜下见肝实质呈广泛炎性病变，肝细胞广泛变性——水样变性、气球样变性，肝小叶结构基本破坏，多处可见肝细胞界面性炎，并伸入肝小叶，而呈现桥接样、碎屑样坏死，在上述坏死区及汇管区呈现以浆细胞、淋巴细胞为主的炎性浸润灶，致汇管区扩大，部分桥接坏死处继而纤维化，但切片中未见完整假小叶形成，肝细胞广泛变性，局灶可见肝细胞花环状改变（玫瑰花样），肝内的浆细胞、淋巴细胞浸润，较广泛存在汇管区、界面炎区，IgG+显示汇管区浆细胞较多，而IgM+显示则较少，汇管区以CD4$^+$的T细胞为主，界面炎区以CD8$^+$的T细胞为主。以上肝的界面炎、浆细胞-淋巴细胞、肝细胞的玫瑰花样排列，淋巴细胞穿入肝组织内等改变，结合临床，本例疑为自身免疫性肝炎（AIH）（图2-2）。

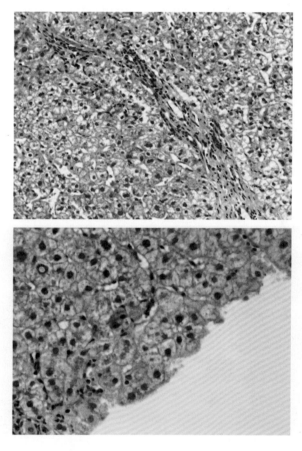

图 2-2 （肝穿刺组织）病理结果

免疫组化结果：小胆管，CK7（+），CK19（+），CD34（血管+），IgG4（−），HBsAg（−），HBcAg（−），淋巴细胞CD4（+）、CD8（+），浆细胞IgG（+）、IgM（+）。见图2-3至图2-6。

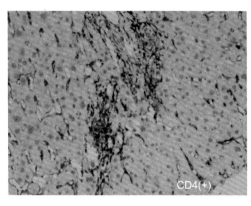

图2-3　CD4（+）免疫组化结果　　　图2-4　CD8（+）免疫组化结果

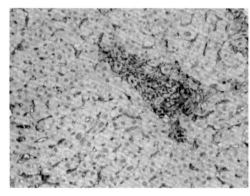
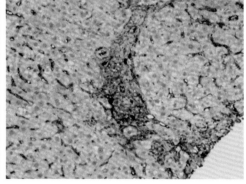

图2-5　IgG（+）免疫组化结果　　　图2-6　IgM（+）免疫组化结果

特殊染色结果：PAS（肝糖原+），Ag（网状纤维染色）（坏死区纤维塌陷），Masson（汇管区、坏死纤维++），VG（−）。见图2-7至图2-8。

诊断　1.AIH

2.AIH-PBC重叠综合征？

3.高血压病3级（很高危组）

4.2型糖尿病

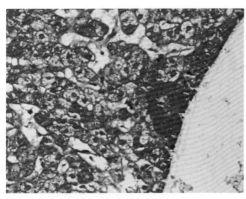

图 2-7　糖原染色 PAS1 结果

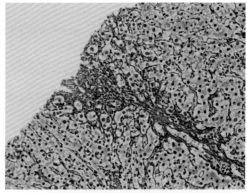

图 2-8　网状纤维染色结果

5.慢性非萎缩性胃炎

6.结肠多发息肉

治疗　① 调整饮食，避免劳累，预防感染，避免服用引起肝损害药物；定期复查。

② 口服熊去氧胆酸胶囊、大黄䗪虫胶囊，并予护肝、降酶、平稳降压等处理；肝功能改善后出院。

治疗结果、随访及转归　2022年6月复诊，肝功能好转。2022年9月于当地医院复诊，（2022-09-06贺州市人民医院）肝功能：总胆红素22.2μmol/L，直接胆红素8.7μmol/L，间接胆红素13.5μmol/L，总胆汁酸5.4μmol/L，白蛋白45.0g/L，谷丙转氨酶41.9U/L，谷草转氨酶43.0U/L，碱性磷酸酶90.4U/L，γ-谷氨酰转移酶109U/L（参考值10～60）。病情好转，继续口服熊去氧胆酸胶囊治疗。

讨　论

该患者为老年男性，隐匿起病，此次因腹胀腹痛、肠梗阻在外院检查发现肝硬化，经治后至我院就诊时基本无明显不适，入院进一步完善相关辅助检查，肝功能轻度异常，MRI提示肝脏体积变小、表面不平等肝硬化影像改变，影像检查考虑肝硬化；但实验室检查抗核抗体、抗线粒体抗体阳性，考虑自身免疫性肝病，故进一步行肝穿刺活检术，病理提示界面炎、汇管区浆细胞-淋巴细胞浸润、肝细胞玫瑰花样排列、淋巴细胞穿入肝组织内等AIH特征性肝组织学改变，按照《自身免疫性肝炎诊断和治疗指南》（2021），参照AIH简化诊断标准打分，分值≥6分，符合AIH，故诊断AIH明确，但辅查抗线粒体抗体阳性，肝功能提示碱性磷酸酶正常，γ-谷氨酰转移酶超过正常上限4倍（291U/L），病理未见非化脓性破坏性胆管炎和小胆管破坏，MRI未见胆管梗阻，实验室检查提示PBC特征，按照《原发性胆汁性胆管炎的诊断和治疗指南》（2021），结合国外学者Chazouillerse等提出的AIH-PBC OS诊断标准，故考虑AIH-PBC OS不除外。治疗：患者就诊时肝功能损害主要是γ-谷氨酰转移酶升高4倍以上，余转氨酶、胆红素基本正常，因此结合AIH、PBC诊断及治疗指南，给予熊去氧胆酸胶囊250mg bid口服，配合大黄䗪虫胶囊活血化瘀抗纤维化。AIH治疗以糖皮质激素为主，糖皮质激素能显著改善AIH患者的预后，患者在诊疗过程中未予免疫抑制治疗，主要是考虑到免疫抑制治疗的风险，患者为72岁老年男性，患有高血压病、糖尿病等诸多慢性病，考虑同时合并有骨质疏松、免疫力低下等老年群体病患特点，目前患者肝功能轻度异常，不考虑AIH急性发作或是活动性炎症，故权衡免疫抑制治疗的个体化风险及利弊，常规给予硫普罗宁等护肝处理，后续随访患者肝功能好转，病情稳定，治疗有效。在肝硬化早期，肝脏尚未表现为萎缩、变小、凹凸不平、结节等影像改变，影像学检查不能帮助我们确诊肝硬化，而通常肝脏穿刺病理学被认为是诊断肝硬化的金标准。本例患者MRI提示影像改变，但肝脏穿刺病理未见明确假小叶形成等肝硬化病理改变，故影像诊断与病理诊断存在矛盾，就笔者个人分析，该患者MRI提示肝脏形态改变符合肝硬化特点，可能是与患者身形瘦长或是外院诊治过程干预了影像学判断，另外，因肝脏穿刺所取组织比较局限，故穿刺组织未见肝硬化病理改变不能排除其余部位肝组织肝硬化。故该患者也不能完全排除肝硬化可能，需后续密切随访观察，治疗上也可加用活血化瘀类中成药大黄䗪虫胶囊活血化瘀抗纤维化。

自身免疫性肝病（autoimmune liver disease，AILD）主要是指由自身免疫介导的肝脏炎症性病变，临床上将其分为三种：自身免疫性肝炎（autoimmune hepatitis，AIH）、以胆汁淤积为主型的原发性胆汁性胆管炎（primary biliary cholangitis，PBC）及原发性硬化性胆管炎（primary sclerosing cholangitis，PSC）。这三种疾病均可表现为严重的肝脏病变，并可进展至肝硬化、肝功能衰竭。部分肝病患者可同时或相继出现PBC、AIH的某些临床及病理特征，称为AIH-PBC重叠综合征[1]。

AIH大多临床无症状，或仅有轻微乏力，AIH临床特点包括血清氨基转移酶水平升高、高免疫球蛋白G（IgG）血症、血清自身抗体阳性，肝组织学上存在中重度界面性肝炎等。早诊断、早治疗可显著改善AIH患者的生存期和生活质量，减轻社会医疗负担。大部分AIH患者隐匿起病，很多患者初诊即为肝硬化表现。目前主要采用非特异性免疫抑制治疗。国际自身免疫性肝炎小组（International Auto immune Hepatitis Group，IAIHG）于1993制定了AIH描述性诊断标准和诊断积分系统，并于1999年进行了修订，2008年IAIHG提出了AIH简化诊断积分系统[2]，主要按照诊断积分系统对AIH进行诊断。参照自身免疫性肝炎诊断和治疗指南（2021），对于未经治疗的AIH成人患者，若非肝硬化或急性重症者，指南建议将泼尼松（龙）联合硫唑嘌呤作为初始一线标准治疗方案，对一线治疗应答欠佳或不耐受相关药物不良反应的可选择二线治疗方案。对于活动性AIH患者中进展为肝硬化失代偿期者应慎重使用糖皮质激素。所有活动性AIH患者均应接受免疫抑制治疗，并可根据疾病活动度调整治疗方案和药物剂量。指南建议：① 建议中度以上炎症活动的AIH患者［血清氨基转移酶水平＞3×正常值上限（ULN）、IgG＞1.5×ULN和（或）中重度界面性肝炎］接受免疫抑制治疗。急性表现（ALT或者AST＞1.0×ULN）或重症AIH患者［伴国际标准化比率（INR＞1.5）］应及时启动免疫抑制治疗，以免进展至肝功能衰竭。② 对于轻微炎症活动［血清氨基转移酶水平＜3×ULN、IgG＜1.5×ULN和（或）轻度界面性肝炎］的老年（＞65岁）患者需平衡免疫抑制治疗的益处和风险作个体化处理。暂不启动免疫抑制治疗者需严密观察，如患者出现明显的临床症状，或出现明显炎症活动可进行治疗。本例患者为72岁老年男性，诊断AIH明确，伴有高血压病、糖尿病、骨质疏松等诸多基础疾病，目前患者肝功能轻度异常，凝血功能正常，故未启动免疫抑制治疗，仅予硫普罗宁护肝处理，后续密切临床观察及随访，未出现肝脏炎症活动及加重的情况。

PBC临床表现为乏力和皮肤瘙痒，其临床物点是ALP、GGT升高，AMA阳性、血清IgM升高，病理学特点是非化脓性破坏性小胆管炎。熊去氧胆酸是治疗本病的首选药物。《原发性硬化性胆管炎诊断和治疗指南》（2021）诊断标准如下：符合下列3条标准中的2项即可诊断：① 反映胆汁淤积的生化异常如ALP、GGT升高，且影像学检查排除了肝外或肝内大胆管梗阻；② 血清AMA/AMA-M2阳性，或其他PBC特异性自身抗体如抗gp210抗体、抗sp100抗体阳性；③ 肝活检有非化脓性破坏性胆管炎和小胆管破坏的组织学证据[3]。熊去氧胆酸是治疗PBC的一线药物，熊去氧胆酸生化应答不佳的患者长期预后差、生存率低，需考虑二线治疗如奥贝胆酸、贝特类药物、布地奈德等。

AIH-PBC重叠综合征最早于1976年被报道[4]，AIH-PBC重叠综合征患者以女性多见，临床可见乏力、皮肤瘙痒、肝功能损害，可出现胆汁淤积、脂溶性维生素缺乏、代谢性骨病、脂肪泻等多种并发症，兼有AIH和PBC临床特征，比如AIH的高γ-球蛋白血症、血清SMA和（或）ANA阳性、ALT异常；同时还可能伴有其他自身免疫性疾病，如系统性红斑狼疮、干燥综合征等。重叠综合征究竟是本质上完全不同的几种疾病集中于同一患者，还是同一种自身免疫性疾病的不同表现形式，目前尚不清楚[5]。关于AIH-PBC重叠综合征的诊断标准学术界尚未达成共识。有国外学者Chazouillerse等[6]提出应至少有两项标准分别符合AIH和PBC的诊断标准，PBC诊断标准：① 血生化指标表现为以ALP、GGT升高为主的胆汁淤积；② AMA/AMA-M2阳性；③ 免疫球蛋白以IgM升高为主；④ 影像学检查显示胆管正常；⑤ AMA阴性需有肝穿刺病理支持。AIH的诊断标准：① ALT高于正常值上限5倍；② 血清IgG至少高于正常值上限2倍或SMA、ANA阳性；③ 肝活检示界面肝炎；④ AIH国际诊断计分系统≥10分。AIH-PBC重叠综合征兼具AIH和PBC的组织病理学特征：① 各种炎性细胞直接浸润胆管和肝细胞；② 门管区和门管区周围淋巴细胞和浆细胞浸润或胆管消失，肉芽肿形成；③ 中至重度界面性肝炎，肝细胞肿胀或嗜酸性小体形成，弥漫性炎细胞浸润。

AIH-PBC重叠综合征的治疗目前还没有成熟经验，主要药物包括熊去氧胆酸、糖皮质激素和免疫抑制剂等，是否使用熊去氧胆酸联合糖皮质激素或免疫抑制剂尚无明确定论，熊去氧胆酸是目前唯一临床试验证实对PBC有效的药物，改善肝功能的同时降低AMA滴度、血浆免疫球蛋白、免疫标志等。熊去氧胆酸的具体作用机制不明，可能与细胞保护调节免疫抑制和抑制胆盐引起的细胞毒性三方面因素有关[7]。本例患者考虑AIH-PBC重叠综合征不除外，患者就诊时肝功能损害主要是γ-谷氨酰转移酶升高4倍以上，余转氨酶、胆红素基本正常，因此结合PBC诊断及治疗指南等，给予熊去氧胆酸胶囊250mg bid 口服，后续随访患者未出现黄疸，辅查γ-谷氨酰转移酶下降。

诊疗反思

1.实验室检查抗核抗体阳性符合AIH，同时存在PBC特异性抗体抗线粒体抗体阳性时，肝穿组织具备AIH典型病理改变是否能够确诊AIH，考虑AIH-PBC重叠综合征时的治疗条件及治疗方案该如何选择。

2.自身免疫性肝病通常以女性患者居多，老年男性发病少见。且老年人存在基础疾病多、器官功能衰退、免疫力低下等老年群体特点，临床治疗用药需权衡利弊。

3.肝脏穿刺活检术仍是诊断肝脏疾病的重要方法，虽然有时候影像诊断与病理诊断存在矛盾，但肝脏病理学检查在协助诊断、排查其他肝脏疾病、明确肝脏炎症纤维化分期、指导预后等方面意义重大，所以临床需紧密结合病理，才能作出正确诊断，使患者在疾病的可逆阶段经过治疗后获益。

核心提示

1.男性不明原因的肝损伤也需要考虑AIH可能。

2.年龄偏大的AIH患者，肝脏的损伤可能不重，需要权衡利弊后决定是否进行糖皮质激素等免疫抑制治疗。

（刘容　刘旭东）

参考文献

[1] 张梅芹，沈兰超，陈国峰，等.自身免疫性肝炎与原发性胆汁性胆管炎重叠综合征患者的临床病理学特征分析[J].肝脏，2020，25（9）：965.

[2] 中华医学会肝病学分会.自身免疫性肝炎诊断和治疗指南（2021）.临床肝胆病杂志，2021，38（1）：42-49.

[3] 中华医学会肝病学分会.原发性胆汁性胆管炎诊断和治疗指南（2021）.临床肝胆病杂志，2021，38（1）：35-41.

[4] Wiegard C，Schramm C，Lohse A W. Scoring systems for the diagnosis of autoimmune hepatitis: past，present，and future[J]. Semin liver DIS，2009，29（3）：254.

[5] Poupon R. Autoimmune overlapping syndromrs. Clin liver Dis，2003，7：865-878.

[6] Chazouilleres O，Wendum D，Serfaty L，et al. Primary biliary cirrhosis-autoimmune hepatitis overlap syndrome：clinical features and response to therapy[J]. Hepatology，1998，28：296-301.

[7] 温小凤，蒋忠 . AIH-PBC 重叠综合征的诊断及治疗 [J]. 肝脏，2009，14（5）：426-427.

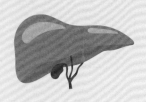

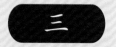

以肝硬化为表现的卟啉病1例

红细胞生成性原卟啉病（erythropoietic protoporphyria，EPP）是一种罕见的由遗传异常所致的血液病，可表现为多系统损伤。以肝病为主要表现的EPP极为罕见，临床易漏诊、误诊。卟啉病是较为罕见的一种疾病，大多数为先天性遗传缺陷，因卟啉代谢酶缺乏使过多的卟啉及卟啉前体在肝、骨、脾、肾、神经系统及皮肤沉积，部分患者因严重的肝脏疾病而死亡。其临床特点是：日晒后产生光敏性皮疹，甚至在婴幼儿期因出现黄疸、肝脾大入院，长时间疑为肝硬化，经肝脏病理活检证实为典型的卟啉病。现报道1例以肝硬化为主要表现的EPP病例，期望提高肝病科医师对EPP的全方位认识，加强多学科协作，争取早诊断、早治疗。

病例介绍

患者为45岁女性，因"反复身目尿黄3年余，再发伴全身皮疹2月余"于2020年11月18日入住我院肝病科。患者于2017年无明显诱因出现身目尿黄，当时无乏力、纳差，无腹痛、腹泻、腹胀，无口干、皮疹、光过敏、关节疼痛，自行服用中草药治疗，但症状反复。2020年8月下旬身目尿黄加重，在广西南溪山医院住院治疗，期间排除病毒性肝炎、脂肪性肝炎等。当时查肝功能：TBIL 55.3μmol/L，DBIL 50.4μmol/L，ALT 84U/L，AST 133U/L，ALP 808U/L，GGT

582U/L。自身免疫抗体谱：ANA阳性。2020年9月6日下腔+门静脉CTV：① 肝静脉汇入下腔静脉处管腔变细，下腔静脉肝内段管腔局部变扁变细，可疑布加综合征；② 肝硬化、脾大；③ 胆囊窝少量积液；④ 盆腔积液。考虑诊断：自身免疫性肝硬化，布加综合征？予护肝、退黄、抗过敏等对症治疗，治疗效果不佳。于2020年9月19日至10月4日到我院肝胆外科住院治疗。入院查肝功能：TBIL 145μmol/L，DBIL 113.3μmol/L，ALT 102IU/L，AST 260IU/L，GGT 231IU/L，ALB 28.3g/L，TBA 84μmol/L。肝胆胰MRI平扫+增强+MRCP：① 第二肝门区下腔静脉可疑局限性变窄结合临床及外院检查，考虑为布加综合征可能性大；② 肝脏、脾脏增大；③ MRCP检查未见异常。于2020年9月24日行肝组织穿刺活检术，病理结果结合HE形态及免疫组化结果，本例符合重度慢性肝炎（G3S3），肝细胞及小胆管淤胆明显。于2020年9月27日皮肤病理结果：（右手背皮损处皮肤）皮肤真皮浅层黏液变性并小血管壁硬化及玻璃样变性，请结合临床诊断。考虑诊断：自身免疫性肝硬化，布加综合征？皮损查因：红斑狼疮？予保肝、退黄、止痒治疗，症状改善后于2020年10月4日出院。出院后症状反复，于2020年10月7日至10月12日在广西荔浦县人民医院住院，10月11日查HGB 66g/L；PLT 45×10^9/L；ALB 28.3g/L；TBIL 102.66μmol/L；DBIL 78.16μmol/L；ALT 116.1U/L；AST 303.6U/L；经治疗后未见好转（具体治疗不详）。于2020年10月12日至11月13日遂返回我院肝病科住院治疗，诊断为：① 自身免疫性肝硬化；② 肝静脉阻塞型布加综合征？③ 门静脉高压征；④ 皮损查因：红斑狼疮？⑤ 贫血查因；⑥ 低钙血症；⑦ 低钾血症。10月6日开始予甲泼尼龙片20mg qd免疫抑制治疗，余予护肝降酶、补充维生素、抗过敏止痒、利肝退黄、改善循环、补钾等对症治疗，患者肝功能好转，皮疹较前减少，无瘙痒，好转后出院。后于2020年11月18日遵医嘱返院复查，门诊拟"自身免疫性肝硬化"收入我科住院治疗。患者自发病以来，精神、饮食睡眠尚可，二便调。入院症见；身目尿黄，颜面、双上肢、前胸部多发黑色皮疹，部分结痂。患者既往有晒太阳后手关节疼痛病史，近1～2年关节痛加重，经常服用"双氯芬酸钠缓释片"止痛。有长期"贫血"病史，具体不详。否认肝炎病史，否认输血史，否认多个性伴侣，否认长期服药及接触毒物史，否认烟酒嗜好。月经史、家族史无特殊。

专科检查 T 36.5℃，P 80次/分，R 20次/分，BP 121/75mmHg，体重45kg。神志清楚，肝病面容，皮肤、巩膜中度黄染，颜面、前胸、双上肢等暴露部位可见多处大小约0.3cm×0.3cm的黑色皮疹，形态不规则，部分结痂，无渗血、渗液。全身浅表淋巴结未扪及肿大，颈静脉无怒张。双肺呼吸音清，未闻及干湿啰音及胸膜摩擦音。心界不大，心律齐，各瓣膜区未闻及杂音。全腹柔软，无压痛及反跳痛，腹部未触及包块，肝肋下2cm可触及，质地正常无触痛，脾肋下3cm可触及，质软无触痛，移动性浊音阴性。双下肢无水肿。神经系统查体未见明显异常。

实验室及其他检查 血常规：WBC $7.69×10^9$/L，RBC $3.68×10^{12}$/L，HGB 55g/L，PLT $59×10^9$/L，CRP正常。尿常规：正常。肝功能：TBIL 104μmol/L，DBIL 87μmol/L，IBIL 17μmol/L，ALB 23g/L，ALT 113U/L，AST 282U/L，GGT 306U/L，ALP 106U/L，CHE 3266IU/L。免疫球蛋白：IgG 32.97g/L，IgA 7.5g/L，IgM 1.06g/L。凝血功能：PT 10.8s，PTA 116%。肿瘤标志物：AFP 12.40ng/mL，CA19-9、CEA、CA125阴性。电解质、肾功能、空腹血糖：正常。乙型肝炎病毒、丙型肝炎抗体、梅毒抗体、HIV抗体阴性。肝吸虫抗体阴性。外送金域医学检验中心线粒体抗体（AMA）测定阴性；抗核抗体（ANA）测定阴性；自身免疫性肝病抗体测定阴性。地贫基因检测阴性、G6PD正常。补体C3 2.04g/L，补体C4测定等未见明显异常。直接抗人球蛋白试验（+）；血小板自身抗体（+）。红斑狼疮细胞检测未找到。2020年10月23日行骨髓穿刺术，结果提示骨髓异常增生像。2020年10月27日复查肺部CT：① 右侧胸膜腔、叶间裂积液并右肺下叶局部膨胀不全；② 左肺上叶下舌段少许纤维灶；③ 右肺叶钙化结节；④ 心脏增大；⑤ 肝大。心电图正常。胸部X线片示心、肺、膈未见异常。腹部彩超示肝实质回声稍粗、胆囊继发性改变、脾大、腹腔积液（符合肝硬化声像改变）。

（2020-9-20）肝胆胰MRI平扫+增强+MRCP结果提示：① 第二肝门区下腔静脉可疑局限性变窄结合临床及外院检查，考虑为布加综合征可能性大；② 肝脏、脾脏增大；③ MRCP检查未见异常（图3-1）。

（2020-9-24）行肝组织穿刺活检术病理结果：肝穿刺组织全制片，肝小叶结果尚存，小叶内肝细胞广泛水肿，可见明显淤胆，散在点灶状坏死，小胆管增生，汇管区纤维结缔组织增生，中度炎细胞浸润，Ag、Masson示纤维增生，部分分割肝小叶。免疫组化：CK19胆管（+），CD10毛细胆管（+），CD34（−），HBsAg（−），HBcAg（−）。特染：PAS（+）。结合HE形态及免疫组化结果，本例符合重度慢性肝炎（G3S3），肝细胞及小胆管淤胆明显（图3-2）。

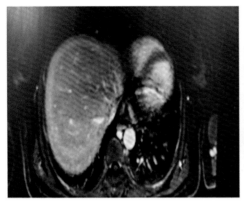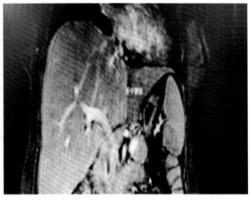

图 3-1　肝胆胰 MRI 平扫 + 增强 +MRCP

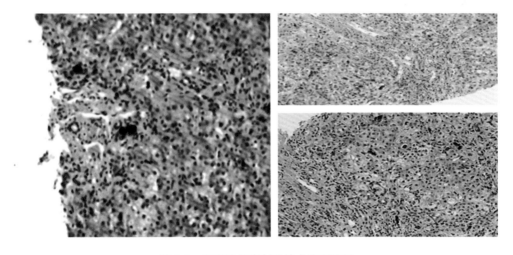

图 3-2　行肝组织穿刺活检术病理结果

（2020-09-27）皮肤病理结果：（右手背皮损处皮肤）皮肤真皮浅层黏液变性并小血管壁硬化及玻璃样变性。免疫组化结果：Desmin（－），CD34（血管＋），SMA（血管＋），CD31（血管＋）；淀粉染色（－），Masson（＋），PAS（＋）。见图3-3。

入院诊断　1.自身免疫性肝硬化？

2.肝静脉阻塞型布加综合征？

3.皮损查因：红斑狼疮？

4.贫血查因

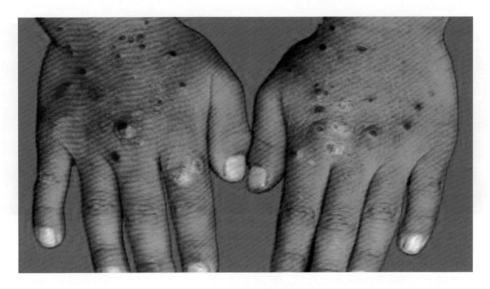

图 3-3　手背皮损

治疗　患者入院后用复方甘草酸苷、谷胱甘肽、熊去氧胆酸、思美泰护肝退黄治疗。予中药膏方三黄茵陈膏清热利湿退黄。予输注红细胞、人血白蛋白支持治疗。予激素治疗：甲泼尼龙片20mg qd每周减1片（2020年11月4日开始）治疗1周。经过治疗皮疹较前减少，无瘙痒。复查肝功能：TBIL 83.8μmmol/L，DBIL 68.9μmmol/L，ALB 30.6g/L，ALT 137IU/L。于2020年11月13日患者症状改善，病情好转出院。

治疗结果、随访及转归　出院后几日身目黄染症状加重，2020年11月18日再次住院。症状反复，肝功能指标反复升高（图3-4、图3-5）。11月26日送北京肝组织病理会诊结果：汇管区间质轻度混合型炎细胞浸润，小胆管数目轻度增多，管腔内见棕红色胆栓样物，周边带细胆管反应性增生（图3-6）。细胞胞浆内及毛细血管腔内见红棕色胆栓样物，胆栓样物在偏振光呈红色"Maltese Cross（马耳他十字）"，证实为原卟啉（图3-7），会诊回报提示卟啉病。根据肝脏组织病理结果，我们又组织了全院大会诊，最终诊断为卟啉病，建议行基因检测等进一步检查，患者拒绝。患者以卟啉病为主，应积极对症处理，减轻并发症；布加综合征为轻度，不需要进一步处理，甲泼尼龙逐渐减量等治疗。经过中药及对症治疗，患者肝功能好转后出院。患者回当地后停用所有药物，只服用中草药，因疫情缘故，没有返院复查，电话随访患者黄疸、皮疹全部消退。

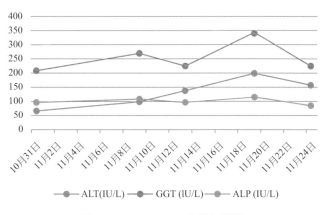

图 3-4 ALT、GGT 变化折线图

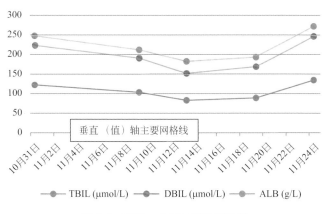

图 3-5 TBIL、DBIL 变化折线图

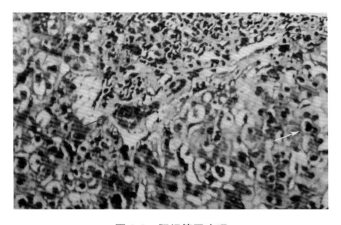

图 3-6 肝门管区病理

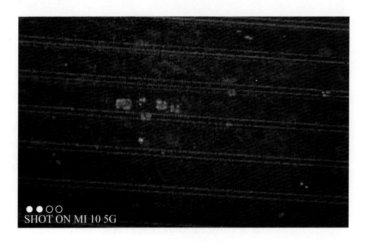

图 3-7 肝细胞病理

讨　论

卟啉病是在血红素生物合成途径中，因某些酶的缺乏或异常，引起未转化为血红素的卟啉和（或）卟啉前体（如δ-氨基-γ-酮戊酸和胆色素原）在体内过度分泌及蓄积，并在组织中沉积，最终由尿和粪便排出的一组遗传代谢性疾病。血红素在哺乳动物组织中通过受酶调控的8个步骤进行合成，根据血红素生成步骤中所需酶的不同，将卟啉病分为8个类型，每一类型均与血红素合成通路上的一种酶缺陷有关，并有相应的基因突变位点，当基因位点发生突变后可形成不同类型的卟啉病，表现为卟啉、卟啉前体或者两者特征性的蓄积和异常分泌。各类型卟啉病有其特异的相关酶缺乏的病理生理机制，基因学检测出相应的酶学基因突变点为诊断卟啉病的最直接证据。遗传方式可能为常染色体显性或隐性遗传。

EPP是因血红素合成最后一步中的催化酶亚铁螯合酶活性缺陷或活性低下，使体内原卟啉IX水平升高并在体内蓄积，沉积于皮肤等全身组织所致的疼痛性遗传性皮肤病[1]。大部分EPP是由于亚铁螯合酶一个等位基因突变所致的具有不同外显子的常染色体显性遗传病。亚铁螯合酶基因已被定位于染色体18q21.3-22区域，含有11个外显子和10个内含子，少数患者（占4%）以常染色体隐性方式遗传，常染色体隐性遗传是发生肝衰竭的危险因素[2]。因染色体突变所致亚铁螯合酶缺乏，从而使原卟啉在红细胞、肝脏、皮肤中过度沉积而致病。原卟啉是一种由肝脏分泌的亲脂性分子，因此EPP患者有胆石症和胆道梗阻性发作的风险，并具有较高的肝衰竭风险，为EPP患者发病率和病死率较高的主要原因[2]。EPP是儿童最常见的卟啉病类型，也是成人第3类常见的类型[3]，但其仍十分罕见。

国外报告的流行率在（5～15）/100万，而卟啉病患者并发肝胆系统受累的发生率不到5%[4]。因此，本例报道的以肝病为主要表现的EPP更为罕见。

该患者因肝硬化肝功能反复异常多次住院，按照肝硬化原因待查思路，寻找并排查其病因。① 病毒感染所致肝硬化：患者乙型肝炎病毒、丙型肝炎抗体，其余嗜肝病毒、EB病毒、巨细胞病毒标记物均阴性，可排除病毒感染所致肝硬化。② 酒精性肝硬化：患者无长期大量饮酒史，近期无饮酒，可排除。③ 布加综合征：MRI提示第二肝门区下腔静脉可疑局限性变窄结合临床及外院检查，考虑为布加综合征可能性大。④ 自身免疫性肝硬化：患者女性，无发热、关节痛，院外核抗体阳性，不能完全排除。⑤ 淤血性肝硬化：无心脏病史、心力衰竭，可排除。⑥ 代谢性肝病：最常见为肝豆状核变性和血色病[5,6]，患者无铜、铁代谢异常，可排除。⑦ 血吸虫性肝硬化：患者既往未去过疫区，无血吸虫感染史，可排除。分析上述病因，认为自身免疫性肝硬化可能性大，同时合并布加综合征，但皮疹和肝大等用自身免疫性肝硬化无法解释。最终外院病理会诊考虑卟啉病，结合患者有光过敏，有皮肤表现，经肝组织病理最终诊断为EPP。建议患者行基因检测进一步支持诊断，因患者及亲属不同意及费用问题，患者未行基因检测。

卟啉病属罕见病，有研究指出EPP诊断标准如下：第一，光敏性是诊断EPP的临床基础，其特征是日晒后皮肤疼痛、烧灼感而无大疱；第二，卟啉及其衍生物吸光后可放出红色荧光，EPP患者血浆荧光峰值在接近634nm波长处；第三，红细胞内原卟啉增高，主要是不含金属原卟啉，而尿卟啉正常[7,8]。符合以上3条即可诊断EPP。若条件允许，可完善基因测序和患者家族基因谱系调查，以便更进一步确认EPP诊断。同时，进一步完善贫血、肝功能损伤、胆道结石、骨质疏松等相关检查，明确EPP继发的其他表现。

本例患者以肝损伤肝硬化病因不明首诊，肝病科医生按照常规思维，行辅助检查以寻找肝病相关病因并护肝治疗，在诊疗初期皮肤损伤症状被忽视或被认为与此病无关；该患者以肝功能异常为主诉就诊于肝病科，往往忽略了患者其他系统症状与肝病的相关性。该病例提示如临床上有光过敏的肝功能异常患者就诊时，应想到卟啉病的可能，积极与皮肤科、病理科沟通，增加偏光镜检查，以便早期诊断和干预。在病情进展阶段，肝功能仍在持续恶化；在重新系统筛查肝损伤病因，结合皮肤损伤表现、肝脏组织病理会诊后才考虑为EPP，临床诊疗过程曲折，极易造成疾病的漏诊、误诊。

EPP的治疗主要包括防晒避光，避免可能诱发或加重病情的因素，如烟草、酒精、铁剂、雌激素等[9]。发生光毒性时可采用激素或抗组胺药控制肿胀，用非甾体抗炎药或阿片类药物镇痛[10]，采用β-胡萝卜素、阿法诺肽、羟氯喹等药物治疗，还可输注氯高铁血红素以及补充葡萄糖以抑制氨基乙酰丙酸合成酶，缓解急性发作。合并肝功能损伤者应进行对症治疗，严重者可行人工肝或肝移植[11,12]。异基因造血干细胞移植可能是EPP唯一的根治方法。本例患者避光后，光敏感症状控制良好，未行相关治疗。给予患者保肝抗炎及中药治疗，维持肝功能正常并长期随访。

综上所述，通过本例EPP的诊疗，丰富了该病的诊疗经验，充分意识到只有对卟啉病可能引起的皮肤损伤、腹痛、肝硬化甚至肝衰竭有所认识，形成将皮肤损伤、腹痛、肝损伤进行"一元论"的临床思维，才能做出正确的临床判断，选择合理的临床辅助检查手段，达到早期诊断及治疗，从而提高临床医生对卟啉病的认识和诊疗水平。

诊疗反思

该病属于罕见病，临床表现涉及多个系统且检测复杂，容易造成临床工作中的误诊、漏诊以致延误治疗。基础肝脏疾病常见丙肝，可引起继发性卟啉病，且能加剧原有的卟啉病，但肝脏较少有卟啉样变化，基因检测可鉴别。同时，肝脏也是卟啉病的靶器官之一，肝脏损伤也可继发于卟啉病，肝脏有马耳他十字的典型特征，部分患者因严重的肝脏疾病而死亡。该患者尽管未做基因检测，但病理证实为卟啉病。

核心提示

1.不明病因的疾病，明确诊断需抽丝剥茧。
2.罕见肝脏疾病病理可能需要反复检测及会诊。

3.面对某些无明确疗效的、无统一治疗方案的疾病，中药可以成为一个好的选择。

（林海　刘旭东）

参考文献

[1] Schiff E，Maddrey W，Sorrell M. 希夫肝脏病学 [M]. 9版. 黄志强，张爱群，万涛，等译. 北京：化学工业出版社，2006.

[2] 中华医学会血液学分会红细胞疾病（贫血）学组. 中国卟啉病诊治专家共识（2020年）[J]. 中华医学杂志，2020，100（14）：1051-1056.

[3] 刘元香，徐子刚. 卟啉症 [J]. 皮肤科学通报，2020，37（1）：66-72.

[4] Ramanujam V S，Anderson K E. Porphyria diagnosticspart 1：a brief overview of the porphyrias[J]. Curr Protoc Hum Genet，2015，86：17. 20. 1-17. 20. 26.

[5] 王英灏，陈若蝉，肖满意，等. 类似卟啉病的肝豆状核变性1例报告 [J]. 中国医学工程，2020，28（4）：108-111.

[6] 赵锦涵，常江，李洛华，等. 肝血色病1例报道并文献复习 [J]. 胃肠病学和肝病学杂志，2020，29（3）：359-360.

[7] Lecha M，Puy H，Deybach J C. Erythropoietic protoporphyria[J]. Orphanet J Rare Dis，2009，4：19.

[8] Balwani M. Erythropoietic protoporphyria and X-linked protoporphyria：pathophysiology，genetics，clinical manifestations，and management[J]. Mol Genet Metab，2019，128（3）：298-303.

[9] Stölzel U，Doss M O，Schuppan D. Clinical guide and update on porphyrias [J]. Gastroenterology，2019，157（2）：365-381.

[10] 秦红，余文，于梦. 1例红细胞生成性原卟啉病继发肝硬化失代偿期及不全肠梗阻病人的护理[J]. 全科护理，2019，17（21）：2687-2688.

[11] Cheung C Y，Tam S，Lam C W，et al. Allogenetic haematopoietic stem cell transplantation for erythropoietic protoporpyhria：a cautionary note[J]. Blood Cells Mol Dis，2015，54（3）：266-267.

[12] Singal A K，Parker C，Bowden C，et al. Liver transplantation in the management of porphyria[J]. Hepatology，2014，60（3）：1082-1089.

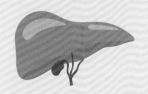

四

罕见肝内胆汁淤积症1例

　　肝内胆汁淤积症（intrahepatic cholestasis，IHC）是指因肝内胆汁酸代谢和转运障碍，继而导致胆汁成分入血的临床综合征[1]。IHC常见于胆汁淤积性肝病、妊娠期肝内胆汁淤积症、新生儿肝内胆汁淤积以及遗传代谢相关胆汁淤积等。遗传代谢相关胆汁淤积是一组罕见的常染色体隐性遗传性肝病，以肝内胆汁淤积、瘙痒、黄疸为特征，由与胆盐和脂质的分泌和转运相关的基因缺陷导致[2]，是儿童肝病的重要原因，在成人肝病中也显示越来越重要的地位。随着分子和基因检测技术的进步和不断提高，不同基因缺陷的遗传代谢胆汁淤积症得到诊断，然而仍有许多罕见的遗传代谢胆汁淤积病因尚不明确。本文报道的一例22岁男性，慢性胆汁淤积，早期肝硬化，基因检测发现TJP2基因NM_004817.4：c.911G＞A（p.Gly304Glu）位点突变，目前尚无相关文献报道，无相关数据库表明其临床意义。我们对TJP2基因的NM_004817.4：c.911G＞A（p.Gly304Glu）突变进行肝细胞内转染，观察它对胆汁排泄有无影响，结果显示对胆汁酸无影响，对胆红素的影响因数据差异极大，无法计算有效结果。我们分析可能由于存在拷贝数变异或者内含子的变异等，导致分析能力差，加上因基因的多态性及遗传突变性，NM_004817.4：c.911G＞A位点致病的方式需进一步被证实，该位点的突变是否可导致肝内胆汁淤积症有待进一步探讨。

病例介绍

患者为22岁男性，因"发现肝功能异常2年余"于2021年8月16日入住我院肝病科。患者自述于2019年1月无明显诱因下出现身黄，目黄，尿黄如浓茶色，偶有乏力，无腹胀、腹痛，无畏寒、发热，无胸闷、心悸，无解陶土样大便、皮肤瘙痒，无恶心、呕吐等不适，遂至平南县人民医院门诊就诊，化验肝功能异常（具体数值不详），腹部彩超提示脾大，予口服护肝药物治疗后（具体药物不详），复查肝功能无明显好转，仍目黄，尿黄如浓茶色，自行到当地私人诊所服用中药治疗1年余（具体处方不详），目黄及尿黄较前有所消退，但复查肝功能仍异常，未系统诊治，现为求进一步诊治，于2021年8月12日至我院门诊就诊，门诊化验肝功能：TBIL 26μmol/L，DBIL 13.9μmol/L，ALT 284U/L，AST 136U/L，ALP 347U/L，GGT 639U/L，TBA 137μmol/L；腹部彩超示：① 肝实质回声稍粗（结合临床）；② 胆、胰、脾、双肾回声及血流未见明显异常，为系统诊治收入我院。发病以来，患者神清，精神可，食欲可，睡眠一般，尿黄，大便正常，近期体重无明显改变。入院症见：乏力。既往史：平素体健，否认高血压、糖尿病等慢性病史；否认肝炎病史；否认重大外伤、手术、输血史；否认过敏史。家族史：母亲体健，父亲因车祸已故，否认家族中类似肝病病史。个人史：无长期大量嗜酒史，无肝毒性药物摄入史，无毒物接触史。

体格检查 T 36.7℃，P 70次/分，R 20次/分，BP 122/74mmHg，体重53kg，身高163cm。神志清楚，精神可，慢性肝病面容，皮肤、巩膜无黄染，全身浅表淋巴结未扪及肿大，双肺呼吸音清，未闻及干湿啰音及胸膜摩擦音。心界不大，心律齐，各瓣膜区未闻及杂音。腹部平坦，全腹柔软，全腹部无压痛及反跳痛，腹部未触及包块，肝、脾肋下未触及，移动性浊音阴性，肠鸣音正常，双下肢无水肿。神经系统查体未见明显异常。舌淡，苔薄白，脉弦细。

实验室及其他检查 血常规：WBC 5.53×10⁹/L，HGB 160g/L，PLT 205×10⁹/L。肝功能全套：TBIL 31.5μmol/L，DBIL 18.4μmol/L，GLO 26.9g/L，ALB 38.7g/L，ALT 247.3U/L，AST 114.3U/L，ALP 272U/L，GGT 553U/L，TAB 169.5μmol/L，CHE 5392IU/L。血脂：CHOL 7.52mmol/L，HDL-C 2.35mmol/L，LDL-C 4.39mmol/L。凝血功能：PT 11.3s，INR 0.82。肝纤指标：PC-III 17.01ng/mL，

LN 235.45ng/mL。乙肝两对半：HBsAb 46.20mIU/mL，HBeAb 5.270 PEI U/mL，HBcAb 50.470PEI U/mL。高灵敏HBV DNA检测＜500IU/mL。免疫球蛋白：IgA 1.35 g/L，IgG 12.34 g/L，IgM 1.25g/L。自身免疫肝病抗体谱：抗nRNP/Sm抗体、抗Sm抗体、抗SSA抗体、抗Ro-52抗体、抗SSB抗体、抗ScL-70抗体、抗PM-Scl抗体（印迹法）、抗Jo-1抗体、抗着丝点抗体、抗PCNA抗体（印迹法）、抗双链DNA抗体、抗核小体抗体、抗组蛋白抗体、抗核糖体P蛋白抗体、抗线粒体抗体（AMA）均阴性；自身免疫肝病抗体谱：抗肝肾微粒体抗体、抗肝细胞溶质抗原Ⅰ型抗体、抗可溶性肝抗原抗体/肝胰抗原-抗体均阴性。抗核抗体均阴性。肝炎病毒（甲肝至戊肝）系列：均阴性。粪便常规＋隐血、尿常规、肾功能、电解质、抗-EBV IgM、抗-CMV IgM、甲功五项、人免疫缺陷病毒抗体、梅毒螺旋体特异性抗体（TPPA）、葡萄糖-6-磷酸脱氢酶未见异常。外送金域医学检验中心自身免疫性肝病自身抗体谱：抗线粒体亚型-2抗体（－），抗可溶性肝抗原/肝胰抗原抗体（－），抗肝肾微粒体抗体（－），抗肝溶质抗原1型抗体（－），抗SP100抗体（－），抗gp210抗体（－），抗Ro-52抗体（－），抗着丝点蛋白B抗体（CENP-B）（－）。铜蓝蛋白测定340mg/L。血清铜1.02mg/L。外送金域医学检验中心24小时尿铜浓度44.6μg/L，24小时尿铜含量89.2μg/24h。外送金域医学检验中心免疫球蛋白G4 1850.5mg/L。心电图：窦性心律，左心室高电压。胸部X线正位片：双肺、心、膈未见明确异常。FibroTouch示：肝脏硬度15.6（KPA），脂肪衰减210（db/m）。肝胆MR平扫＋增强＋MRCP示（图4-1）：① 脾大；② MRCP检查未见确切异常。无痛电子胃镜：慢性非萎缩性胃炎。请眼科会诊未见K-F环。于8月20日行肝组织穿刺活检术，肝组织病理诊断（图4-2）：呈肝硬化改变，建议外院会诊查找病因。外送金域医学检验中心肝组织病理诊断报告：综合光镜、免疫组化、特殊染色（图4-3），肝穿刺活检：慢性活动性肝炎，轻度炎症，中重度纤维化，局部肝硬化趋势。需除外IgG4相关性胆管炎、原发性胆汁性胆管炎（PBC）、原发性硬化性胆管炎（PSC）、家族性肝内胆汁淤积症（PFIC）、药物性/化学系肝损伤、Wislon病。相当于改量Scheuer评分：G2S3-4。遗传代谢病多基因检测（图4-4）：检测到1个临床意义未明的杂合变异，需结合临床情况综合判断。TJP2基因，染色体位置（chr9：71836371），cDNA水平（NM_004817.4：c.911G＞A），蛋白水平p.（Gly304Glu），状态（杂合）。

　　肝胆MRI平扫＋增强＋水成像MRCP（图4-1）：肝脏形态、大小未见异常，肝实质内未见异常信号。增强扫描各期肝实质未见异常强化灶，肝内血管走行自然，

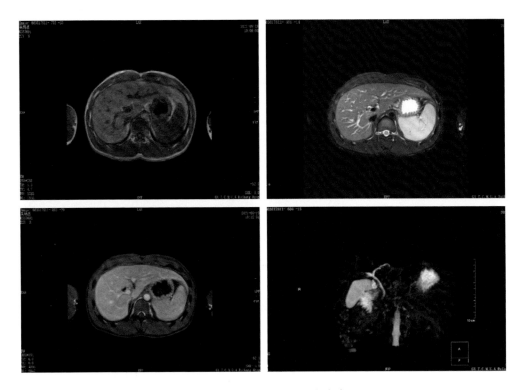

图 4-1　肝胆 MRI 平扫 + 增强 + 水成像 MRCP

胆囊大小、形态正常，内未见异常信号，肝内、外胆管未见扩张征象。胰腺大小、形态正常，信号均匀，主胰管不扩张，脾大，信号未见明确异常。腹膜后未见肿大淋巴结。MRCP：肝内、外胆管显影，走行自然，未见扩张或狭窄，未见明确充盈缺损或占位。胆囊显影，腔内未见充盈缺损或占位。胆总管未见扩张。胰管未见扩张。

　　肝穿刺组织病理（图4-2）：肝小叶结构紊乱，汇管区不同程度扩大，纤维组织增生，可见桥接纤维化。汇管区少量淋巴细胞、中性粒细胞、嗜酸性粒细胞、浆细胞浸润，轻度界面炎，可见小胆管损伤，部分小胆管周围纤维化，小动脉未见扩张，门静脉有分支。肝细胞轻度水肿，少量气球样变性及少许嗜酸性变肝细胞，个别更细胞微泡脂肪变，可见点状坏死，部分肝细胞可见淤胆性色素颗粒。局部肝窦轻度扩张。中央静脉内皮下纤维化。免疫组化：CK7、CK9胆管上皮+，轻度细胆反应，（2/9）汇管区与小动脉伴行的小胆管减少，CK7阳性肝细胞约40%；CD68示少许活化的Kupffer细胞，MUM1少量浆细胞+，IgG（+，10个/HPF），

IgG4（+，5个/HPF）。

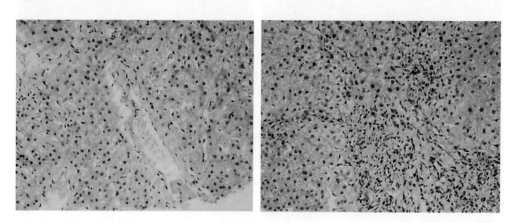

图 4-2　肝穿刺组织病理

特殊染色（图4-3）：Masson示桥接纤维化，局部假小叶趋势，可见芒状纤维化，中央静脉内皮下纤维化；网染示肝板网状支架紊乱，PAS+，D-PAS示少数Kupffer细胞蜡质样物，铁染色示少许Kupffer细胞内铁颗粒沉积，铜染色示汇管区周围肝细胞内铜颗粒沉积（铜沉积肝细胞约占20%）。

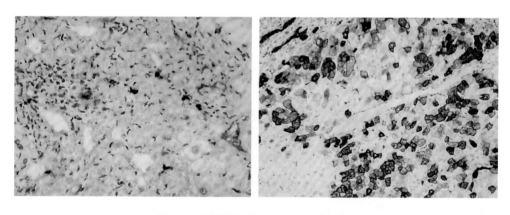

图 4-3　肝穿刺组织 Masson 染色结果

基因检测结果（图4-4）：检测到TJP2基因，染色体位置（chr9：71836371），cDNA水平（NM_004817.4：c.911G＞A），蛋白水平p.（Gly304Glu），状态（杂合）。

诊断　1.肝硬化代偿期（遗传代谢性疾病可能性大）

2.肝内胆汁淤积症

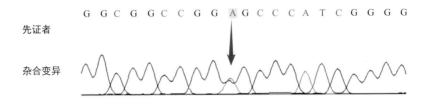

G G C G G C C G G A G C C C A T C G G G G

先证者

杂合变异

TJP2 chr9:71836371 NM_004817.4:c.911G＞A p. (Gly304Glu)

基因	染色体位置	cDNA水平	蛋白水平	状态	变异分类	遗传自
TJP2	chr9:71836371	NM_004817.4:c.911G＞A	p. (Gly304Glu)	杂合	临床意义未明	/

图 4-4 基因检测结果

3.慢性非萎缩性胃炎

治疗 患者入院后予熊去氧胆酸胶囊 0.25g tid、苯扎贝特片 0.2g bid 降脂、硫普罗宁钠注射液护肝、双环醇片降酶治疗。

治疗结果及随访 复查肝功能提示胆红素较前变化不大，TBA较前升高，AST、ALT、GGT、ALP较前稍有下降，病情稳定出院（图4-5、图4-6）。出院后定期门诊随访，患者稍有乏力，复查肝功能胆红素较前稍有升高，TBA水平下降，ALT、AST轻度升高，ALP、GGT仍居高不下（图4-7、图4-8），建议患者进一步完善拷贝数变异和全基因组测序，患者表示暂不考虑。

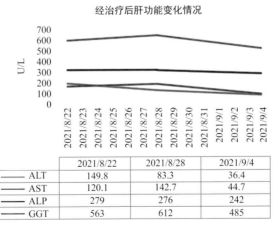

经治疗后肝功能变化情况

	2021/8/22	2021/8/28	2021/9/4
ALT	149.8	83.3	36.4
AST	120.1	142.7	44.7
ALP	279	276	242
GGT	563	612	485

图 4-5 治疗后 ALT、AST、ALP、GGT 变化折线图

经治疗后肝功能变化情况

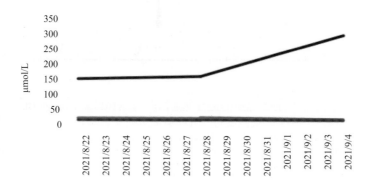

		2021/8/22	2021/8/28	2021/9/4
———	TBIL	21.6	23.8	19.3
———	DBIL	15.2	15.8	14.1
———	TBA	146.8	155.3	288.4

图 4-6　治疗后 TBIL、DBIL、TBA 变化折线图

出院后随访肝功能变化情况

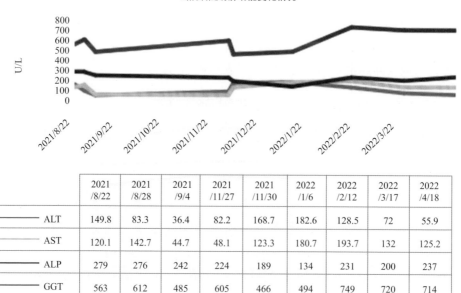

		2021/8/22	2021/8/28	2021/9/4	2021/11/27	2021/11/30	2022/1/6	2022/2/12	2022/3/17	2022/4/18
———	ALT	149.8	83.3	36.4	82.2	168.7	182.6	128.5	72	55.9
———	AST	120.1	142.7	44.7	48.1	123.3	180.7	193.7	132	125.2
———	ALP	279	276	242	224	189	134	231	200	237
———	GGT	563	612	485	605	466	494	749	720	714

图 4-7　出院随访 ALT、AST、ALP、GGT 变化折线图

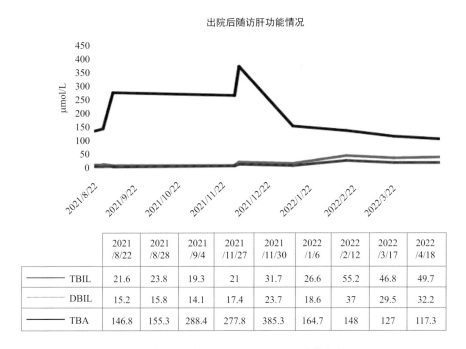

图 4-8　出院随访 TBIL、DBIL、TBA 变化折线图

	2021 /8/22	2021 /8/28	2021 /9/4	2021 /11/27	2021 /11/30	2022 /1/6	2022 /2/12	2022 /3/17	2022 /4/18
—— TBIL	21.6	23.8	19.3	21	31.7	26.6	55.2	46.8	49.7
—— DBIL	15.2	15.8	14.1	17.4	23.7	18.6	37	29.5	32.2
—— TBA	146.8	155.3	288.4	277.8	385.3	164.7	148	127	117.3

讨　论

2021年中华医学会肝病学分会《胆汁淤积性肝病管理指南》建议[3]ALP超过1.5×ULN且GGT超过3×ULN诊断胆汁淤积性肝病。本病例结合患者的肝功能检查结果，诊断胆汁淤积性肝病明确。胆汁淤积是指肝内外各种原因造成胆汁形成、分泌和排泄障碍，胆汁不能正常流入十二指肠而进入血液的病理状态，临床可表现为瘙痒、乏力、尿色加深和黄疸等，早期常无症状，仅表现为血清碱性磷酸酶（ALP）和γ-谷氨酰转移酶（GGT）水平升高，病情进展后可出现高胆红素血症，严重者可导致肝硬化、肝衰竭甚至死亡[4,5]。胆汁淤积性肝病一般分为肝内胆汁淤积和肝外胆汁淤积，但也可能存在重叠的情况，如肝内外胆管均有结石，原发性硬化性胆管炎（PSC）可累及肝内、外胆管等。本患者临床表现为乏力、尿黄、无皮肤瘙痒及解陶土样大便等，肝功能检查示胆红素轻度升高，ALP、GGT、TBA明显升高，MRCP未见肝外梗阻的征象，肝内胆汁淤积诊断基本明

确。引起肝内胆汁淤积的病因多种多样，成人（青年）常见病因有[6]：① 非阻塞性肝内胆汁淤积，如感染（病毒性肝炎、内毒素血症、脓毒血症）、毒性物质（药物性、酒精性、全胃肠外营养）；② 副肿瘤综合征（霍奇金病）；③ 妊娠期肝内胆汁淤积；④ 肝内胆管病变，如原发性胆汁性肝硬化（PBC）、PSC、PBC或PSC与自身免疫性肝炎（AIH）重叠综合征、移植相关（移植物抗宿主病、排斥）、胆管消失综合征（布洛芬、氯丙嗪）；⑤ 遗传性或代谢性疾病，如良性复发性肝内胆汁淤积（BRIC）、进行性家族性肝内胆汁淤积（PFIC）、Alagille综合征、肝豆状核变性（Willson病）、α-抗胰蛋白酶缺乏症；⑥ 各种原因的肝硬化；⑦ 肝脏浸润疾病，如淀粉样变性、转移性肿瘤。患者目前引起肝内胆汁淤积的病因尚不明确，结合病史及一般检查，该患者有如下临床特点：① 青年男性，慢性病程，以乏力、尿黄为主要症状。② 既往否认服用药物史；否认嗜酒史；常见病毒性肝炎标志物阴性，可排除常见病毒性肝炎、药物性肝炎、酒精性肝炎。③ 自身抗体（包括AMA、ANA）均阴性，且免疫球蛋白（IgM、IgG）均在正常范围，肝胆MRCP提示肝内、外胆管通畅，未见狭窄及扩张病变，可基本排除PBC、PSC、AIH。④ 无全身性疾病病史，本次发病无感染征象，排除了相应病变引起的肝功能损害导致的胆汁淤积。⑤ 发病年龄为青少年，高度怀疑遗传性或代谢性疾病引起的肝内胆汁淤积。具体地讲，应考虑以下几种疾病。① Willson病：肝豆状核变性的诊断主要依据Leipzig评分系统确诊（铜蓝蛋白、24h尿酮定量、肝铜、罗丹宁铜染色、神经系统症状、K-F环、Coombs阴性的溶血、基因检测）。本例患者肝组织病理提示局部肝硬化趋势，铜沉积肝细胞约占20%，24h尿铜轻度升高（89.2μg/24h），铜蓝蛋白正常，眼科会诊双角膜K-F环阴性，但实际上肝豆状核变性并不能依靠肝组织病理确诊，肝铜定量才是有价值诊断的诊断依据之一，但肝铜定量并非常规检测。长期胆汁淤积有可能出现铜染色阳性，有文献报道[7]在慢性胆汁淤积性肝病的患者中可在肝脏中出现铜及铜相关蛋白积聚现象，容易造成肝豆状核变性误诊，因此需进一步行肝豆状核变性靶向基因ATP7B来明确，基因检测结果显示ATP7B基因无突变，因此肝豆状核变性的诊断依据不足。② Alagille综合征：又称胆管缺失综合征、肝动脉畸形，是一种多数由JAG1基因突变或缺失引起的常染色体显性遗传病。此病主要通过典型临床表现来诊断，即在肝内胆管缺失/减少的基础上具有以下5种典型表现中的3种即可确诊：a.慢性胆汁淤积；b.先天性心脏病（以肺动脉狭窄为主）；c.眼部异常（角膜后胚胎环）；

d.脊柱畸形（蝴蝶椎体）；e.特殊面容（前额突出、眼眶深陷、眼距增宽等）。本例患者无心脏疾病，骨骼、眼睛、面部亦无改变，肝组织病理未提示胆管缺失或减少，不支持Alagille综合征的诊断。③ 良性复发性肝内胆汁淤积（BRIC）：BRIC是一种临床较为少见的家族性肝内胆汁淤积症，为常染色体隐性遗传性疾病，主要由ATP8B1或ABCB11基因突变所致，其主要临床特征是反复发作数周至数月的自限性严重瘙痒和黄疸。BRIC的诊断标准如下：a.持续数月到数年的无症状间隔，黄疸至少发作2次；b.实验室指标符合肝内胆汁淤积；c.GGT正常或仅轻微升高；d.继发于胆汁淤积之后严重的瘙痒症；e.肝组织学证实小叶中心性胆汁淤积；f.胆管造影术显示肝内或肝外胆管正常；g.无已知的其他导致胆汁淤积的因素（如药物和妊娠等）。其关键要求是至少6个月的无症状间隔性多次黄疸发作，且无药物或毒性物质接触史或胆管疾病等诱因。本病例患者发病以来黄疸均无明显升高，主要以ALP、GGT明显升高为主，结合肝组织病理及基因检测可排除诊断。④ 进行性家族性肝内胆汁淤积（PFIC）：PFIC是一种罕见的、异质性的常染色体隐性遗传的肝脏疾病，其特征是早期出现胆汁淤积（通常在婴儿期），伴有瘙痒和吸收不良，可迅速发展，最终导致肝功能衰竭[8]。关于PFIC的确切发病率的报道很少，但估计发病率为1/10万至1/5万[9]。根据致病基因不同，PFIC分为1 ～ 6型，分别由ATP8B1、ABCB11、ABCB4、TJP2、NR1H4和MYO5B基因突变导致。2014年Sambrotta等[10]确定了TJP2基因为PFIC的新致病性基因，与低GGT胆汁淤积有关，并归类为PEIC4。TJP2基因位于9号染色体长臂上，编码TJP2蛋白，也称为zona ocdudens 2（ZO-2）[11]。TJP2基因编码的蛋白与同源的ZO-1和其他细胞质成分结合，在跨膜紧密连接蛋白和肌动蛋白细胞骨架之间紧密连接[12]，基因突变可导致蛋白定位失败和紧密连接结构的破坏，胆汁通过细胞旁间隙渗漏至肝实质，引起相关炎症反应，造成肝纤维化[13]。Vitale G等[14]研究证实TJP2变异可导致严重的胆汁淤积性肝病，甚至进展为肝细胞癌[15]。同时，TJP2基因突变可伴有明显肝脏外的表现，有研究表明[16]，在一个进行性非综合征性耳聋家系中，TJP2的杂合重复和过表达导致了凋亡基因表达的改变。编码TJP2的基因变异与PFIC4型（PFIC4）有关，临床表现为肝内胆汁淤积、肝功能衰竭、肝细胞癌和门静脉高压，血清GGT正常或轻度升高。虽然PFIC4主要存在儿童中[17]，但有文献报告也可发生在成人中。最新文献[18]报道了一例由TJP2基因变异导致晚发型的成人PFIC4病例，该患者为20岁男性，以疲乏为主要症状，既往曾有静脉曲张破裂出血病史，肝功能异常表现为胆红素、碱性磷酸酶轻度升高，白蛋白降低，GGT大多正常或偏低，2015年因不明原因的肝内胆汁淤积症被确诊为肝硬化和门静脉高压，2018年进展为原发性肝癌，2019年接受了肝移植。根据家族史，对家族中父母亲和12个兄弟姐妹均进行基因筛查检测证实携带相同的突变，从而确定了一个新的纯合子TJP2基因变异 {TJP2[NM_004817.3]：c.[3334C＞T]；[3334C＞T] p.Gln1112*} 导致的PFIC4。本文患者的病史特点为青年男性，慢性胆汁淤积，高GGT胆汁淤积症，基因检测报告在TJP2基因存在一处杂合突变，突变位点为NM_004817.4：c.911G＞A（p.Gly304Glu）。那么本例患者是否为由该位点的突变导致的PFIC4型？由于家族性进行性肝内胆汁淤积为常染色体隐性遗传病，理论上必须在两个等位基因上同时出现致病性突变才有可能致病（纯合或复合杂合突变致病），患者所携带NM_004817.4：c.911G＞A（p.Gly304Glu）位点为杂合突变，从遗传模式来看，理论上不能诊断该疾病，但有文献报道在妊娠肝内胆汁淤积症的成年患者也发现了TJP2的杂合变异[19]。另外，虽然大多数TJP2的基因突变通常表现为低水平或正常水平的GGT进行性肝内胆汁淤积，与儿童TJP2基因变异病例不同的是，一些具有TJP2杂合突变的晚发成年患者表现出高水平的GGT[17]。因患者为独生，父亲因车祸去世，母亲不配合，无法确定突变基因的家系来源。我们对TJP2基因的NM_004817.4：c.911G＞A（p.Gly304Glu）突变进行肝细胞内转染，结果显示对胆汁酸无影响，对胆红素的影响因数据差异极大，无法计算有效结果。后续可完善拷贝数变异，利用全外显子组和目标区域捕获技术测序寻找新的致病性基因，早期明确诊断，恰当治疗，尽最大努力改善患者的预后。

诊疗反思

　　胆汁淤积性肝病是临床上常见的综合征，病因众多，包括肝内、肝外、胆管性疾病。引起肝内胆汁淤积的原因有很多，不能局限于常见的病毒感染、药物性肝损害、自身免疫性肝病等常见原因，在常见原因排除后，应想到一些少见的遗传或代谢性肝病引起的肝内胆汁淤积。遗传性胆汁淤积不仅引起儿童肝病，还可引起成人肝病。虽然我国对肝内胆汁淤积的遗传性因素研究中取得很大的进步，但仍然有许多疑似遗传性胆汁淤积的患者病因不明确，对怀疑遗传代谢因素引起的胆汁淤积时，基因检测在遗传性肝病的临床诊断中具有重要价值。对于遗传性疾病的诊断，临床医师需要理解其遗传规律，寻找疾病特征，检测到有基因突变不见得就是该疾病，无突变也不见得就不是该疾病，要分析检测阴性的可能性原因，如未知致病基因、复杂疾病、技术的局限性（染色体末端的重复区域、线粒体基因中的突变、甲基化）、重复拷贝数变异等，诊断不能片面强调基因测序，应以患者临床表现为基础，以临床思维为主导，临床-病理-影像-基因多角度支持，才能下诊断，同时加强对基因检测报告的学习和分析，充分理解基因突变和表型之间的关系，才能对遗传性疾病做出正确诊断。

核心提示

1.对于不明原因的慢性反复胆汁淤积的患者，在排除常见病因后，需要考虑遗传或代谢肝病引起的胆汁淤积，尽早行遗传代谢相关肝病基因测序。

2.对基因测序的结果应正确理解，阳性不见得就是临床表现的致病基因，阴性不见得就不是遗传代谢性肝病，并非每个胆汁淤积患者都能辨明已知基因，是否存在一些未被鉴定的新型基因缺陷影响胆汁分泌和转运导致胆汁淤积尚未可知。

（唐艳芳　刘旭东）

参考文献

[1] Kuntz E，Kuntz K H. Hepatology：Textbook and Atlas[M]. 3 th ed. Germany：Springer，2008.

[2] Sticova E，Jirsa M，Pawlowska J. New Insights in Genetic Cholestasis：From Molecular Mechanisms to Clinical Implications[J]. Can J Gastroenterol Hepatol，2018（2018）：1-12.

[3] 中华医学会肝病学分会. 胆汁淤积性肝病管理诊治指南（2021）[J]. 中华内科杂志，2021，60（12）：1075-1086.

[4] Kuntz K，Kuntz H D. Cholestasi. Hepatology：principles and practice[M]. 2nd ed. Heidelberg，Germany：Springer Medizin Verlag Heidelberg，2006.

[5] Wu H，Chen C，Ziani S，et al. Fibrotic events in the progression of cholestatic liver disease[J]. Cells，2021，10（5）：1107.

[6] Li M K，Crawford J M. The pathology of cholestasis[J]. Semin Liver Dis，2004，24（1）：21-42.

[7]   Johncilla M，Mitchell K A. Pathology of the liver in copper overload[J]. Semin. Liver Dis，2011，31（3）：239-44.

[8]   Gunaydin M，Bozkurter Cil A T. Progressive familial intrahepatic cholestasis：diagnosis，management，and treatment[J]. Hepat Med，2018，10：95-104.

[9]   Bull L N，Thompson R J. Progressive familial intrahepatic cholestasis [J]. Clin Liver Dis，2018，22（4）：657-669.

[10] Sambrotta M，Strautnieks S，Papouli E，et al. Mutations in TJP2 cause progressive cholestatic liver disease [J]. Nat Genet，2014，46（4）：326-328.

[11] Kohler K，Zahraoui A. Tight junction：a co-ordinator of cell signalling and membrane trafficking [J]. Biol Cell，2005，97（8）：659-665.

[12] Sambrotta M，Thompson R J. Mutations in TJP2，encoding zona occludens 2，andliver disease[J]. Tissue Barriers，2015，3（3）：e1026537.

[13] Sambrotta M，Strautnieks S，Papouli E，et al. Mutations in TJP2 cause progressive cholestatic liver disease. Nat Genet，2014，46（4）：326-328.

[14] Vitale G，Gitto S，Vukotic R，Raimondi F，et al. Familial intrahepaticcholestasis：New and wide perspectives[J]. Dig Liver Dis，2019，51（7）：922-933.

[15] Chen H L，Li H Y，Wu J F，et al. Panel-Based Next-Generation Sequencing for the Diagnosis of Cholestatic Genetic Liver Diseases：Clinical Utility and Challenges[J]. J Pediatr，2019，205：153-159.

[16] Walsh T，Pierce S B，Lenz D R，et al. Genomic duplication and overexpression ofTJP2/ZO-2 leads to altered expression of apoptosis genes in progressive nonsyndromic hearing loss DFNA51[J]. Am J Hum Genet，2010，87（1）：101-109.

[17] Vitale G，Gitto S，Raimondi F，et al. Cryptogenic cholestasis in young and adults：ATP8B1，ABCB11，ABCB4，and TJP2 gene variants analysis by high-through put Sequencing [J]. J Gastroenterol，2018，53（8）：945-958.

[18] Wei C S，Becher N，Friis J B，et al. New tight junctionprotein 2 variant causing progressive familial intrahepatic cholestasis type 4in adults：A case report[J]. World J Gastroenterol，2020，26（5）：550-561.

[19] Dixon P H，Sambrotta M，Chambers J，et al. An expanded role for heterozygousmutations of ABCB4，ABCB11，ATP8B1，ABCC2 and TJP2 in intrahepatic cholestasis of pregnancy[J]. Sci Rep，2017，7（1）：11823.

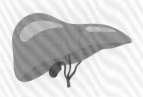

五

原发性胆汁性胆管炎合并
地中海贫血1例

原发性胆汁性胆管炎（primary biliary cholangitis，PBC）是一种以肝脏为主要靶器官，以进行性胆汁淤积为特征的慢性进展性自身免疫性疾病，最终进展为肝纤维化、肝硬化及肝功能衰竭，它的主要病理改变为肝内小胆管非化脓性炎症[1]。肝脾大并不单单仅是肝脏疾病的表现，亦可同时合并其他疾病，如血液系统疾病等；本文报道一例原发性胆汁性胆管炎合并地中海贫血的病例，可为PBC患者早期诊治提供临床参考，旨在拓宽思路，加深认知，减少漏诊。

病例介绍

患者为45岁女性，因"发热、乏力10天，腹胀痛3天。"于2020年8月31日入住我院血液内科。患者自述10天前因发热、乏力不适到合浦县人民医院住院。查血常规：WBC 5.17×10⁹/L，Hb 51g/L，MCV 73fL，MCH 19.5pg，MCHC 268g/L，PLT 99×10⁹/L。肝功能：AST 134U/L，ALT 278U/L，总胆红素164.5μmol/L，直接胆红素35.7μmol/L，间接胆红素128.8μmol/L，白蛋白30.5g/L。心肌酶：LDH 406U/L，HBDH 358U/L。胸部CT未见异常。腹部CT：① 肝S4、S3小结节，考虑良性病变——拟再生结节，建议定期复查；② 肝、脾明显增大，请结合临床，脾脏钙化灶；③ 胆囊泥沙样结石；④ 考虑左肾高密度囊肿；⑤ 腹膜腔及盆腔少量积液；⑥ 腹主动脉、腹腔干、肠系膜上动脉、脾动脉、肝动脉等未见明显异常。予抗感染、护肝、输血等处理。患者体温较前好转，但3天前觉上腹部胀痛不适，无发热、咳嗽，无恶心、呕吐，无腹泻、便秘，无黑粪、血尿，今为进一步治疗来我院就诊，急诊以"地中海贫血"收住血液内科。自发病以来，患者精神状态较差，体力情况较差，食欲食量较差，睡眠情况较差，体重无明显变化，大便正常，小便正常。既往史：既往在外院有贫血及反复输血史，具体不详。否认肝炎、结核等传染病史，否认高血压、心脏病等心血管病史，否认手术、外伤史，否认食物、药物过敏史，预防接种史不详。否认烟酒及其他不良嗜好，无食鱼生史。否认家族中有传染性、遗传性疾病及类似病史。

体格检查 体温36.8℃，脉搏89次/分，呼吸19次/分，血压98/62mmHg，神志清，贫血貌，皮肤黏膜黄染，浅表淋巴结未触及肿大，胸骨无压痛，双肺呼吸音粗，未闻及干湿性啰音，心率89次/分，律齐，各瓣膜听诊区未闻及杂音，腹平软，上腹部压痛，无反跳痛，肝大平脐，质地中等，边缘钝，有触痛，脾大平脐，质地中等，边缘钝，有触痛。移动性浊音（−），肝肾区无叩痛，肠鸣音正常，4次/分。双下肢无浮肿，神经系统查体未见阳性体征。

实验室及其他检查 （2020-8-25合浦县人民医院检查）胸部CT未见异常。腹部CT：① 肝S4、S3小结节，考虑良性病变-拟再生结节，建议定期复查；② 肝脾明显增大，请结合临床，脾脏钙化灶；③ 胆囊泥沙样结石；④ 考虑左肾高密度囊肿；⑤ 腹膜腔及盆腔少量积液；⑥ 腹主动脉、腹腔干、肠系膜上动脉、脾动脉、肝动脉等未见明显异常。

初步诊断 1.重度贫血（地中海贫血？）

2.肝功能不全

3.肝大

4.脾大

5.肝结节

6.胆囊结石

7.低蛋白血症

诊疗经过 入院后完善相关检查。（2020-08-31）血常规：血小板数目（PLT）173.00×10^9/L，血红蛋白（HGB）69.00g/L（↓），红细胞数目（RBC）

3.13×10^{12}/L（↓），白细胞数目（WBC）8.61×10^9/L。凝血5项：血浆凝血酶原时间（PT）16.70s（↑），活化部分凝血活酶时间（APTT）50.30s（↑），血浆纤维蛋白原（Fib）1.29g/L（↓），血浆D-二聚体（D-Dimer）3.35mg/L FEU（↑）。C反应蛋白测定（CRP）+心肌酶5项+生化全套（含尿酸测定）：C反应蛋白（CRP）12.5mg/L（↑），血清α-羟基丁酸脱氢酶（HBDH）275U/L（↑），乳酸脱氢酶（LDH）302U/L（↑），血清天门冬氨酸氨基转移酶（AST）141.5U/L（↑）。ECG：① 窦性心律；② T波改变。免疫5项+风湿3项+肝功能12项：血清白蛋白（ALB）30.3g/L（↓），血清间接胆红素（IDBIL）32.0μmol/L（↑），血清直接胆红素（DBIL）36.1μmol/L（↑），血清总胆红素（TBIL）68.1μmol/L（↑），血清丙氨酸氨基转移酶（ALT）167.0U/L（↑），血清天门冬氨酸氨基转移酶（AST）137.6U/L（↑），免疫球蛋白定量测定（IgM）6.06g/L（↑）。尿液检查：红细胞（RBC）32.00个/μL（↑）。肝纤维化指标+肿瘤标记物：铁蛋白（Ferritin）＞1500.00ng/mL（↑）；糖类抗原19-9（CA19-9）158.85U/mL（↑）；糖类抗原125（CA125）65.15U/mL（↑）。Ⅲ型前胶原（PCⅢ）210.50ng/mL（↑）；层粘连蛋白（LN）114.30ng/mL（↑）；透明质酸（HA）409.80ng/mL（↑）。微柱凝胶法（卡式8柱）直接抗人球蛋白试验：微柱凝胶法（卡式8柱）直接抗人球阴性（−），间接抗人球阴性（−）。葡萄糖-6-磷酸脱氢酶（G6PD）活性检测（静脉血）：葡萄糖-6-磷酸脱氢酶活性（G6PD）2677U/L。血细胞形态学检查：异常红细胞检查红细胞大小不等，中心浅染区扩大。（2020-09-02）地中海贫血筛查（静脉血）：血红蛋白A（HbA）93.5%（↓），血红蛋白A2（HbA2）1.8%（↓）。地中海贫血基因：SEA杂合、CS142突变。肝病自身抗体测定：抗线粒体抗体测定（AMA）弱阳性（±），自身免疫病抗体、肌钙蛋白T、B型钠尿肽、降钙素未见异常。

全腹增强CT（图5-1）示：① 肝大。门静脉高压。肝脏密度增高，铁沉积？② 肝内多个稍低密度灶，肝硬化再生结节？不典型血管瘤？建议必要时MRI（普美显）进一步检查。③ 脾大，脾脏钙化。副脾。④ 胆囊多发结石。⑤ 左肾结节状高密度灶，考虑高密度囊肿。⑥ 考虑左侧输卵管积水扩张。右侧卵巢囊肿？右侧输卵管积水？建议进一步检查。⑦ 腹腔、盆腔少量积液。⑧ 心脏增大。前下纵隔多发肿大淋巴结。

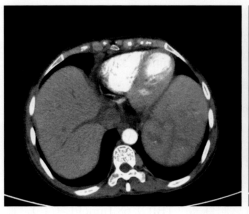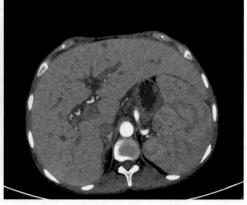

图 5-1　全腹增强 CT

　　胃镜（图5-2）示：① 慢性糜烂性胃窦炎伴胆汁反流；② 十二指肠球部隆起性质待查（外压可能性大）。肠镜示：所见乙状结肠、直肠黏膜未见异常。

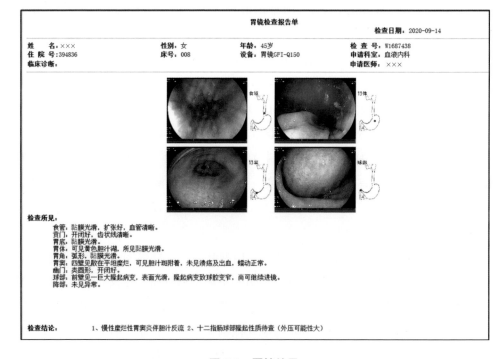

图 5-2　胃镜结果

血液内科诊治　患者有地中海贫血病史，入院时发热、乏力、黄染，贫血，考虑溶血性贫血，地中海贫血基因提示α-地中海贫血，经护肝、稳定细胞膜，成分输血等治疗，溶血停止，症状好转，复查胆红素指标、肌酶指标均较前下降，血红蛋白逐渐恢复，但转氨酶降低不明显，CT及胃肠镜检查未发现明确肿瘤证据，经我科医师会诊后考虑肝损害、肝脾大原因不明，与患者家属沟通后同意转我科进一步治疗。转入后完善相关检查。（2020-09-17）血常规：白细胞数目（WBC）3.80×10^9/L，中性粒细胞百分比（NEU%）33.80%（↓），血红蛋白（HGB）82.00g/L（↓），血小板数目（PLT）132.00×10^9/L。凝血5项：血浆凝血酶原时间（PT）14.20s（↑），国际标准化比率（INR）1.20，活化部分凝血活酶时间（APTT）57.30s（↑）。C反应蛋白测定（CRP）+心肌酶5项+生化全套（含尿酸测定）+肝功能12项：尿素（UREA）3.45mmol/L，肌酐（CREA）28μmol/L（↓），钾（K）3.78mmol/L，钠（NA）137.3mmol/L，血清肌酸激酶（CK）10U/L（↓），肌酸激酶同工酶（CKMBII）5.90U/L（↓），C反应蛋白（CRP）0.8mg/L，血清天门冬氨酸氨基转移酶（AST）72.0U/L（↑），血清丙氨酸氨基转移酶（ALT）82.0U/L（↑），血清γ-谷氨酰转移酶（GGT）164U/L（↑），血清碱性磷酸酶（AKP）225U/L（↑），血清总胆红素（TBIL）31.6μmol/L（↑），血清直接胆红素（DBIL）13.9μmol/L（↑），血清间接胆红素（IDBIL）17.7μmol/L，血清总蛋白（TP）64.8g/L（↓），血清白蛋白（ALB）32.5g/L（↓），血清总胆汁酸（TBA）23.1μmol/L（↑）。血清蛋白电泳组合：电泳白蛋白48.30%（↓），电泳α2-球蛋白7.00%（↓），电泳β1-球蛋白3.20%（↓），电泳γ-球蛋白34.70%。（2020-09-22）尿液检查：未见异常。铁测定（FE）42.70μmol/L（↑）；铁蛋白测定（Ferritin）4785.5ng/mL。自身免疫肝病抗体12项：AMA-M2阳性，ANA阳性胞浆颗粒型1∶100，AMA阳性。

腹部彩超示：双肾稍大，右侧卵巢囊暗区，左侧附件回声未见异常。输尿管、膀胱、子宫、腹腔回声未见异常。

心脏彩超示：①主动脉瓣、二尖瓣、三尖瓣、肺动脉瓣轻微反流；②左心室舒张功能减低；③左心功能测定EF 62%，FS 33%，SV 52mL。

肝脏CTV（图5-3）示：①肝脏门静脉CTV，考虑门静脉高压。门静脉主干及其肝内分支血管旁间隙增宽（感染？）。②肝脏增大（考虑早期肝硬化），考虑左肝内（2个）及右肝后上段（1个）肝硬化结节。③脾脏明显增大，脾内多发钙化灶（寄生虫感染所致？），请结合临床。④副脾。⑤胆囊增大，胆囊多发结石，并胆囊炎。

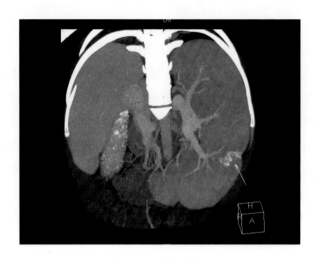

图 5-3　肝脏 CTV

转入后予熊去氧胆酸胶囊利胆及安络化纤丸抗肝纤维化，并辅以提高免疫力、红光理疗等处理。排除禁忌后于9月28日行超声引导下肝穿刺活检术，术程顺利。

术后病理回报（图5-4）：（肝）肝组织大量淤胆，间质纤维增生，小胆管增生，炎性细胞浸润，肝细胞增生伴小结节状增生，符合胆汁性肝硬化改变。

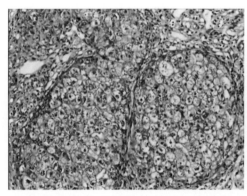 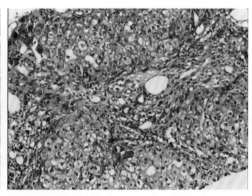

图 5-4　肝组织免疫组化

诊断　1.原发性胆汁性胆管炎

2.门静脉高压

3.α-地中海贫血

4.脾大

5.胆囊结石

6.低蛋白血症

7.左肾囊肿

8.慢性糜烂性胃窦炎伴胆汁反流

9.十二指肠球部隆起性质待查

治疗结果及随访 治疗后患者病情较前好转，规律口服熊去氧胆酸及安络化纤丸，无不适主诉，嘱其门诊定期复诊，定期复查肝功、免疫球蛋白、血常规、肝脏彩超等。

讨 论

地中海贫血是一种与血液系统相关的遗传疾病，主要是由负责生产血红蛋白的基因缺失或错误所致，它会减少血红蛋白的生成。血红蛋白分子有亚单位，为α和β，这两个亚单位在肺部结合氧气，并将其输送到身体其他部位的组织。α链是胎儿血红蛋白（通常在出生前形成）、血红蛋白α和血红蛋白α2（在出生前形成）的重要组成部分。地中海贫血是世界范围内相当常见的血液疾病。每年有成千上万的地中海贫血婴儿出生。β-地中海贫血最常发生在地中海国家、北非、中东、印度、中亚和东南亚的人群中。当参与血红蛋白产生的一个基因发生异常或突变时，就会发生地中海贫血。体格检查常见脾大，严重的地中海贫血会导致心脏衰竭和肝大[2]。然而往往肝脾大第一时间会与肝脏疾病联系在一起。

原发性胆汁性胆管炎（PBC）的发病率和患病率呈上升趋势，可发生于所有种族和民族，并以北美和北欧国家最高[3]。PBC是一种慢性非化脓性破坏性肝内胆管炎，它的病因和发病机制尚不清楚，但目前自身免疫机制是被最多学者认可的。许多表位和自身抗原已被报道在疾病的病理生理学中起着至关重要的作用，包括T和B细胞的异常[4]。PBC的一个特征被认为是丧失对线粒体抗原PDC-E2（2-氧酸脱氢酶复合体（2-OADC）的成员）的耐受性，该抗原表位位于与氨基酸212-226重叠的脂基结合区域内[5]。早先的报道基于AMA对2-OADC酶活性的抑制和B细胞门静脉束中产生抗PDC抗体的存在，提示了AMA的致病作用[6]。AMA也可能通过激活先天反应的凋亡胆道间接参与发病机制[7]。也有其他抗体，尽管它们与病理无关，但它们影响疾病的进展或严重程度[8]，如针对核孔蛋白gp210和

p62的自身抗体[9]。抗核包膜抗体（ANEA）和抗gp210联合检测发现了一组纤维化和炎症增加的PBC患者，并与本组PBC患者预后不良相关[10]。PBC的诊断需依据生物化学、免疫学、影像学及组织学检查进行综合评估[11]。满足以下3条标准中的2条即可诊断：① 存在胆汁淤积的生物化学证据（主要是ALP和GGT升高），且影像学检查排除了肝外或肝内大胆管梗阻；② AMA/AMA-2阳性，或其他PBC特异性自身抗体（抗gp210抗体、抗sp100抗体）阳性；③ 组织学上有非化脓性破坏性胆管炎和小胆管破坏的证据。PBC的管理有两个目标：首先治疗慢性胆汁淤积引起的症状（黄疸、疲劳和瘙痒）和并发症（腹水、代谢性骨病、高胆固醇血症、吸收不良、贫血和维生素缺乏）；其次抑制围绕肝脏小叶内胆管破坏的潜在病理过程[12]。UDCA是治疗PBC的一线药物，二线治疗药物主要包括奥贝胆酸、贝特类药物以及布地奈德等。肝移植是PBC的唯一根治方法，其适应证与其他肝硬化相同，包括难治性腹水、肝性脑病、门静脉高压导致肝肾综合征、食管-胃底静脉曲张破裂出血等，而在PBC中有个独特的附加指征是难治性瘙痒。经UDCA规范治疗的PBC患者的预后已经有明显改善；Poupon等[13]在1987年进行了第一个研究UDCA在PBC中的作用的试验，结果显示，每天接受12～15mg/kg UDCA的PBC患者的肝脏生物化学有显著改善。一些独立队列分析显示，UDCA治疗的PBC患者［13～15mg/（kg·d）］的生存时间明显长于该疾病的自然历史模型[14,15]。UDCA对生存率的影响已经通过观察研究或马尔可夫模型进行了研究，262例每日服用13～15mg/kg UDCA的患者随访1～20年（平均8年），10年和20年无移植生存率分别为84%和66%。相比之下，在疾病晚期接受治疗的患者死亡或肝移植的概率显著升高[16]。

本病例长期有地中海贫血、溶血性黄疸病史，以乏力、纳差、发热、腹胀为此次就诊原因，查体可见贫血貌，皮肤黏膜黄染，肝脾大。入院后经查地中海贫血筛查：血红蛋白A（HbA）93.5%（↓），血红蛋白A2（HbA2）1.8%（↓）；地中海贫血基因SEA杂合、CS142突变；自身免疫肝病抗体12项中AMA-M2阳性，ANA阳性胞浆颗粒型1∶100，AMA阳性；门静脉CTV提早期肝硬化并肝内结节，门静脉高压，脾脏明显增大，未提示肝内外胆管梗阻；肝组织病理提示肝组织内大量淤胆，间质纤维增生，小胆管增生，炎性细胞浸润，肝细胞增生伴小结节状增生，符合胆汁性肝硬化改变。根据PBC的3个诊断标准：① 存在胆汁淤积的生物化学证据（主要是ALP和GGT升高），且影像学检查排除了肝外或肝内大胆管梗阻；② AMA/AMA-2阳性，或其他PBC特异性自身抗体（抗gp210抗体、抗sp100抗体）阳性；③ 组织学上有非化脓性破坏性胆管炎和小胆管破坏的证据。本病例诊断原发性胆汁性胆管炎合并α-地中海贫血明确，经熊去氧胆酸利胆等治疗后患者肝功能好转。本例患者对UDCA治疗敏感，在后续的随访及观察中，患者肝功能恢复，但因患者长期存在的地中海贫血病史，不定时有溶血性贫血发生，黄疸随之加深，在治疗中需排除溶血所致的肝损伤，警惕原发性胆汁性胆管炎进展。

诊疗反思

患者长期有皮肤黏膜黄染，肝脾大，既往多次反流治疗，诊断均考虑溶血性贫血，反复输血治疗，入院后查地中海贫血基因SEA杂合、CS142突变，考虑α-地中海贫血，根据疾病诊断一元论，肝脾大与肝内铁沉积、造血功能障碍似乎亦可联系，但存在的问题是，在溶血纠正后肝功能并不能完全改善，也就引起了我们的重视，所以对本病例进行肝穿刺及自身免疫肝病抗体检测就显得尤为重要。地中海贫血中的基因缺失是否与PBC的病因和发病机制相关？什么是触发针对肝内胆管上皮的自身免疫性应答的始动因素？这些问题仍不得而知，需要更多的临床研究数据支持，有待进一步继续研究。

核心提示

1.临床不能解释的黄疸，需要拓宽思路，用多元思维去求证。

2.常见的地中海贫血，如果伴有黄疸，需要排除肝细胞性黄疸。

（高碧华　曾厚洋　郭莉）

参考文献

[1] 张奉春，王立，帅宗文，等.原发性胆汁性胆管炎诊疗规范（2021）[J].中华内科杂志，2021，60（8）：7.

[2] Latha G M，Raksha S S，Sp B S，et al. A New Era in Thalassemia Disorder：An Overview. 2018.

[3] Lv T，Chen S，L I M，et al. Regional variation and temporal trends of primary biliary cholangitis epidemiology：A systematic review and meta-analysis[J]. J Gastroenterol Hepatol，2021，36（6）：1423-1434.

[4] Kouroumalis E，Notas G，Gastroenterogyhepatology D O，et al. Primary biliary cirrhosis：From bench to bedside[J]. World Journal of Gastrointestinal Pharmacology and Therapeutics，2015.

[5] Yeaman S J，Fussey S P，Danner D J，et al. Primary biliary cirrhosis：identification of two major M2 mitochondrial autoantigens. Lancet，1988，1：1067-1070.

[6] Björkland A，Lööf L，Mendel-Hartvig I，et al. Primary biliary cirrhosis. High proportions of B cells in blood and liver tissue produce anti-mitochondrial antibodies of several Ig classes. J Immunol，1994，153：2750-2757.

[7] Lleo A，Bowlus C L，Yang G X，et al. Biliary apotopes and anti-mitochondrial antibodies activate innate immune responses in primary biliary cirrhosis. [J]. Hepatology：Official Journal of the American Association for the Study of Liver Diseases，2010（3）：52.

[8] 吴婷婷，王兴亮，刘兴祥，等. AMA-M2抗体，gp210抗体和sp100抗体对原发性胆汁性胆管炎的诊断的价值探讨 [J]. 中国中西医结合消化杂志，2018，26（12）：1046-1048.

[9] Invernizzi P，Podda M，Battezzati P M，et al. Autoantibodies against nuclear pore complexes are associated with more active and severe liver disease in primary biliary cirrhosis[J]. J Hepatol，2001，34：366-372.

[10] Ourania Sfakianaki Meri Koulentaki Maria Tzardi Elena Tsangaridou Panayotis A Theodoropoulos Elias Castanas Elias A Kouroumalis. Peri-nuclear antibodies correlate with survival in Greek primary biliary cirrhosis patients[J]. 世界胃肠病学杂志：英文版（电子版），2010.

[11] 中华医学会肝病学分会，尤红，贾继东，等. 原发性胆汁性胆管炎的诊断和治疗指南（2021）[J]. 中华肝脏病杂志，2022（030-003）.

[12] Imam M H，Talwalkar J A，Lindor K D. Clinical management of autoimmune biliary diseases. J Autoimmun，2013，46：88-96.

[13] Poupon R，Chrétien Y，Poupon R E，et al. Is ursodeoxycholic acid an effective treatment for primary biliary cirrhosis? Lancet，1987，1：834-836.

[14] Borg P T，Schalm S W，Hansen B E，et al. Prognosis of Ursodeoxycholic Acid-Treated Patients with Primary Biliary Cirrhosis. Results of a 10-Yr Cohort Study Involving 297 Patients[J]. Official journal of the American College of Gastroenterology ACG，2006，101.

[15] Parés A，Caballería L，Rodés J. Excellent Long-Term Survival in Patients With Primary Biliary Cirrhosis and Biochemical Response to Ursodeoxycholic Acid[J]. Elsevier，2006（3）.

[16] pmhdev，PubMedHealth. Combination therapy of bezafibrate and ursodeoxycholic acid for primary biliary cirrhosis：a meta-analysis-National Library of Medicine-PubMed Health[J]. Centre for Reviews & Dissemination，2014.

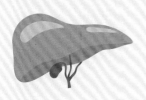

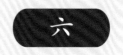

结缔组织病合并自身免疫性肝炎1例

自身免疫性肝炎（autoimmune hepatitis，AIH）是一种由针对肝细胞的自身免疫反应所介导的肝脏实质炎症，以血清自身抗体阳性、高免疫球蛋白G和（或）γ-球蛋白血症、肝组织学上存在界面性肝炎为特点，如不治疗常可导致肝硬化、肝功能衰竭[1]。随着自身抗体和肝活检组织学检查的广泛开展，我国AIH患者检出率逐年增加。AIH已成为非病毒性肝病的重要组成部分，越来越受到我国消化和肝病学界专家与临床医师们的关注[2]。AIH常合并其他器官或系统自身免疫性疾病如桥本甲状腺炎（10%～23%）、糖尿病（7%～9%）、炎症性肠病（2%～8%）、类风湿关节炎（2%～5%）、干燥综合征（1%～4%）、银屑病（3%）和系统性红斑狼疮（1%～2%）等[3]。本文报道一例自身免疫性肝炎合并结缔组织病（干燥综合征）的病例，以加深临床医生对本病的认识，避免对合并其他自身免疫性疾病的漏诊。

病例介绍

患者为63岁女性，因"发现身目黄染、尿黄4天。"于2022年5月1日入住我院肝病科。患者自述4天前无明显诱因下出现全身皮肤及巩膜黄染，尿黄，尿色如浓茶样，伴恶心、厌油腻、皮肤轻微瘙痒、腹胀、纳差，无腹痛、腹泻，无反酸、嗳气，无发热、寒战、呕吐，无胸闷、咳嗽、心悸，无解白陶土样便，无尿少、牙龈出血等，病程中未诊治，现为进一步治疗，门诊以"1.肝功能不全；2.甲状腺功能减退？"收入院。自发病以来，患者精神状态一般，体力情况稍差，食欲、食量较差，睡眠情况一般，体重无明显变化，2～3天解1次成型大便。既往有10多年"甲亢"史，后发展成"甲减"，服用左甲状腺素钠（优甲乐）1片治疗；近5年来明显口干（进食难以下咽）、眼睛干涩，偶有头晕、耳鸣，有间断服用中药史，每个季度服用4～5天（黄芪、炒白术、茯苓、木香、当归、太子参、炒酸枣仁、炙甘草、天花粉、知母、玄参、枇杷叶、黄连、甘草）。否认肝炎、结核、其他传染病史，否认高血压、糖尿病、心脏病等疾病史，因产后大出血有输血史，否认食物、药物过敏史。否认烟酒及其他不良嗜好，无食鱼生史。平素月经规则，12（4～5）/（28～30），52岁绝经，绝经后无阴道流血、流液。否认家族中有传染性、遗传性疾病及类似病史。

体格检查 T 36.2℃，P 78次/分，R 20次/分，BP 90/70mmHg，身高165cm，体重41kg。神志清醒，全身皮肤干燥，搔抓有明显脱屑。全身皮肤黏膜、巩膜重度黄染，睑结膜无苍白，多颗牙齿部分缺损，无肝掌，无蜘蛛痣，心、肺查体无异常。舟状腹，腹软，无腹壁静脉显露，未见肠型及蠕动波，全腹无压痛、无反跳痛，全腹未扪及包块，肝、脾肋下未及，墨菲征阴性，移动性浊音阴性，肠鸣音正常。双下肢无浮肿，神经系统查体无异常。

初步诊断 1.黄疸查因

2.甲状腺功能减退症

治疗经过 入院后完善辅助检查。凝血：血浆纤维蛋白原1.36g/L（↓）；血浆凝血酶原时间13.00s，国际标准化比率1.14。血常规：血红蛋白104.00g/L（↓）。肝功能12项：血清丙氨酸氨基转移酶测定（ALT）837.0U/L（↑），血清天门冬氨酸氨基转移酶测定（AST）826.4U/L（↑），血清γ-谷氨酰转移酶测定（GGT）218U/L（↑），血清碱性磷酸酶测定（AKP）207U/L（↑），血清总胆红素测定（TBIL）454.6μmol/L（↑），血清直接胆红素测定（DBIL）379.4μmol/L（↑），血清间接胆红素测定（IDBIL）75.2μmol/L（↑），血清白蛋白测定（ALB）34.6g/L（↓），血清胆碱脂酶测定（CHE）3813U/L（↓），血清前白蛋白测定（PA）56mg/L（↓），血清谷氨酸脱氢酶测定26.00U/L（↑）。血脂：血清总胆固醇测定（TC）2.33mmol/L（↓），血清甘油三酯测定（TG）1.97mmol/L（↑）。风湿、免疫：单项补体测定（C3）0.61g/L（↓），类风湿因子测定（RF）39.1IU/mL（↑）。电解质：钾测定3.11mmol/L（↓）。

尿液检查：尿蛋白（干化学）（PRO）1+，尿胆红素（干化学）（BIL）3+。肿瘤标记物：甲胎蛋白（AFP定量）6.48ng/mL，糖类抗原125（CA125）152.99U/mL（↑），糖类抗原19-9（CA19-9）128.38U/mL（↑），癌胚抗原（CEA定量）2.05ng/mL，铁蛋白（Ferritin）801.15ng/mL（↑）。甲功5项、甲状腺微粒体抗体（TMAb）、甲状腺球蛋白抗体（TGAb）：甲状腺微粒体抗体（TM-Ab）＞1000.00IU/mL（↑），甲状腺球蛋白抗体（TG-Ab）＞2800.00IU/mL（↑），游离三碘甲状腺原氨酸（FT_3）2.56pmol/L（↓），游离甲状腺素（FT_4）11.74pmol/L，促甲状腺素（TSH）3.586μIU/mL，三碘甲状腺原氨酸（T_3）1.07nmol/L，甲状腺素（T_4）248.64nmol/L（↑）。乙肝五项：乙型肝炎病毒表面抗体检测（定量）＞1000.000mIU/mL（↑），乙型肝炎病毒e抗体测定（定量）0.210PEIU/mL（↑），乙型肝炎病毒核心抗体测定（定量）3.830IU/mL（↑）。巨细胞病毒抗体测定（检验）：巨细胞病毒抗体IgG 92.54IU/mL（↑），巨细胞病毒抗体IgM 0.28CoL。自身免疫性疾病检测：SS-A阳性（+），Ro-52阳性（+），抗SS-B阳性（+），抗核抗体测定（ANA）阳性（+）。自身免疫肝病抗体十二项：ANA阳性核均质型1∶160。肾功能、心肌酶、胰腺功能、葡萄糖-6-磷酸脱氢酶活性检测、地中海贫血筛查、粪便检查（含虫卵检查）、甲型肝炎抗体测定（Anti-HAV）（IgM）、戊型肝炎抗体测定（Anti-HEV）、血培养、幽门螺杆菌分型、异常凝血酶原（DCP）、糖化血红蛋白、人免疫缺陷病毒抗体测定、血源性病原体检查2（HCV+TP）均阴性。床旁心电图：窦性心动过缓。甲状腺彩超：甲状腺肿大，质地不均，血流丰富。心脏彩超：① 左心室舒张功能欠佳；② 左心功能测定EF 76%，FS 44%。子宫附件、周围组织彩超：子宫、附件未见明显异常，盆腔积液。肾、输尿管、膀胱彩超：未见明显异常。胸部CT：① 两肺下叶后基底段少许慢性炎症。② 左肺下叶肺大疱；左肺下叶背段支气管轻度扩张。③ 左肺上叶尖后段两个结节状钙化灶。④ 主动脉、冠脉硬化。上腹部平扫+增强+胆道成像：① 肝内外胆道未见明确扩张。② 考虑胆囊结石伴慢性胆囊炎。③ 门静脉周围间隙略增宽（炎性病变？）。④ 副脾，倾向考虑脾脏小囊肿。入院后予注射用丁二磺酸腺苷蛋氨酸、多烯磷脂酰胆碱等护肝，异甘草酸镁降酶，左甲状腺素钠片替代治疗。多次监测血压（80～88）/（48～55）mmHg，轻度头晕，予补液治疗，症状缓解。患者5月4日使用多烯磷脂酰胆碱后出现明显皮肤瘙痒、颜面部风团样皮疹，考虑药物过敏可能性大，予停用，并予炉甘石洗剂涂患处、马来酸氯苯那敏片口服、葡萄糖酸钙注射液静滴抗过敏治疗，皮疹消退。5月7日加用山莨菪碱扩张胆道及熊去氧胆酸胶囊利胆，根据上腹增强CT+胆道成像结果，考虑患者存在胆囊炎，5月8日加用左氧氟沙星抗感染后患者出现全身泛发皮疹逐渐融合成片伴明显瘙痒，考虑过敏性皮炎，5月9日予停用左氧氟沙星并予马来酸氯苯那敏、葡萄糖酸钙、氯雷他定、炉甘石洗剂抗过敏治疗。患者高胆红素血症，且不除外自身免疫性肝病，有人工肝治疗指征，5月9日行人工肝蛋白-血浆置换+胆红素吸附术，晚上开始出现高热，无畏寒；完善血白细胞、CRP、IL-6、PCT、真菌葡聚糖总含量、呼吸道病原体抗体9项测定，隐球菌夹膜抗原测定，发热相关检查，结核杆菌γ-干扰素释放试验，双侧导管细菌培养，三份血培养未见明显异常，未予抗感染治疗。复查黄疸明显下降，且患者处于过敏状态，5月11日暂停山莨菪碱、熊去氧胆酸胶囊治疗，5月13日和14日按皮肤科会诊意见予加用倍他米松8mg治疗，同时予补钙、补液、补钾等处理，5月13日体温正常，皮疹逐渐消退。黄疸较前明显下降后拔除深静脉管道，自身免疫抗体结果暂不能明确肝损原因，于5月23日行肝穿刺病理检查进一步明确病因。见表6-1、图6-1。

表6-1 治疗过程中肝功能及血红蛋白变化

时间 \ 肝功能	ALT /(U/L)	AST /(U/L)	GGT /(U/L)	AKP /(U/L)	ALB /(g/L)	TB /(μmol/L)	DB /(μmol/L)	HGB /(g/L)
5月1日	837	826.4	218	207	34.6	454.6	379.4	104
5月8日	250.4	316.1	368	339	29	472.5	394	103
5月9日（人工肝后）	—	—	—	—	—	135.9	96.3	82
5月12日	138	211	231	185	29.5	220.7	154	93
5月22日	132.7	110.3	370	222	31.8	82	79.8	92

最终诊断 1.自身免疫性肝炎

2.甲状腺功能减退症

3.结缔组织病（干燥综合征可能性大）

4.低血压

5.药物性皮炎（多烯磷脂酰胆碱、左氧氟沙星）

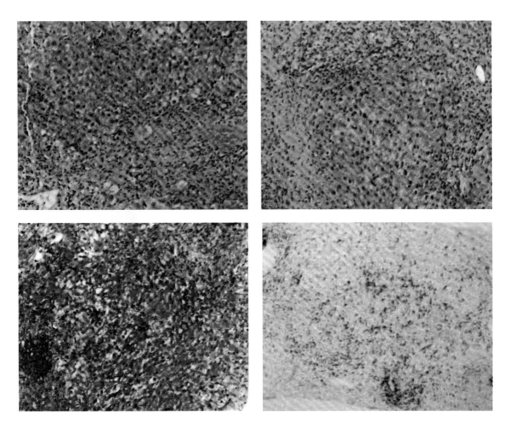

光镜所见:

送检(肝脏穿刺组织)见完整及不完整汇管区 17 个;肝小叶结构局部紊乱;肝细胞中至重度水肿,可见散在点灶状坏死,肝血窦内见较多淋巴细胞浸润,库普弗细胞增生活跃。见汇管区扩大,中等至大量淋巴细胞和散在及灶状浆细胞浸润,见中重度界面炎,见玫瑰花结样肝细胞形成和淋巴细胞穿入;见汇管区及周围纤维化,局部形成粗大的纤维间隔;部分小胆管有损伤,细胆管增生活跃。

免疫组化:HBsAg(−)、HBcAg(−)、CD3 (+,示 T 淋巴细胞灶片状浸润)、CK7 (+,示细胆管增生活跃)、CD68 (+,示库普弗细胞增生活跃)、CD38 (+,示散在及灶状浆细胞浸润)、Mum1 (+,示散在浆细胞浸润)、IgG (+,少数浆细胞)、IgM (+,少数浆细胞)、IgG4 (+,个别浆细胞)。

特殊染色:Masson 染色(+,示汇管区及周围纤维化,局部形成粗大的纤维间隔,局部窦周纤维化)、天狼星红染色(+,示汇管区及周围纤维化,局部形成粗大的纤维间隔,局部窦周纤维化)、网染(+,示局部网状支架塌陷,汇管区及周围纤维化,局部形成粗大的纤维间隔,局部窦周纤维化)、铁染色(−)、铜染色(−)、D-PAS(+,少量库普弗细胞)、PAS(+,肝细胞)。

病理诊断:

综合光镜、免疫组化、特殊染色(肝穿刺活检):符合轻至中度慢性活动性肝炎(改良 Scheuer 评分:G2-3S2-3),考虑自身免疫性肝炎,AIH 简化评分 8 分(自身抗体 2 分,IgG 2 分,组织学 2 分,排除病毒性肝炎 2 分),请临床结合相关检查综合考虑

图 6-1　肝穿刺病理结果

6.胆囊结石伴慢性胆囊炎

7.轻度贫血

8.低钾血症

9.盆腔积液

10.牙髓炎

治疗结果、随访及转归 出院后继续予谷胱甘肽片、复方甘草酸苷片、熊去氧胆酸胶囊、左甲状腺素钠片治疗。口腔科就诊，考虑急性牙髓炎，分期修复及拔除残根治疗。风湿免疫科就诊，诊断结缔组织病，2022年6月7日开始予硫酸羟氯喹0.2g bid治疗。2022年6月8日唾液腺ECT：① 左侧腮腺摄取功能轻度受损，分泌功能正常，排泄功能中度受损；② 右侧腮腺、双侧下颌腺摄取、分泌功能中度受损，排泄功能重度受损。2022年7月6日眼科就诊，查泪液破裂时间右10s、左15s，泪液分泌右15mm、左13mm，诊断干眼症（疑诊），建议继续观察随诊。2022年7月6日感染科复诊查抗环瓜氨酸肽抗体测定阴性；肝功能示血清天门冬氨酸氨基转移酶测定（AST）17.4U/L，血清丙氨酸氨基转移酶测定（ALT）9U/L，血清γ-谷氨酰转移酶测定（GGT）47U/L（↑），血清碱性磷酸酶测定（AKP）98U/L，血清总胆红素测定（TBIL）20.9μmol/L，血清直接胆红素测定（DBIL）14.9μmol/L（↑），血清白蛋白测定（ALB）42.1g/L。继续复方甘草酸苷片、熊去氧胆酸胶囊治疗，继续追踪随访。

讨 论

大多数AIH患者血清中存在一种或多种高滴度的自身抗体，但这些自身抗体大多缺乏疾病特异性。病程中抗体滴度可发生波动，但自身抗体滴度并不能可靠地反映疾病的严重程度[4]。临床上，70% ～ 80%的AIH患者呈ANA阳性，20% ～ 30%呈ASMA阳性（国内报道阳性率多低于欧美国家），ANA和（或）ASMA阳性者可达80% ～ 90%。ANA和ASMA为非器官组织特异性自身抗体，在高滴度阳性时支持AIH诊断，低滴度阳性可见于各种肝病甚至正常人。拟诊AIH时应检测肝病相关自身抗体，并可根据自身抗体将AIH分为两型：1型AIH呈ANA、ASMA或抗-SLA阳性，2型AIH呈LKM-1和（或）LC-1阳性。肝组织学检查对AIH的诊断和治疗非常重要，其临床意义包括：① 可明确诊断、精确评价肝病分级和分期；② 多数自身抗体阴性患者（10% ～ 20%）的血清IgG和（或）γ-球蛋白水平升高不明显，肝组织学检查可能是确诊的唯一依据；③ 有助于与其他肝病（如药物性肝损伤、Wilson病等）鉴别，明确有无与其他自身免疫性肝病如PBC和PSC的重叠存在；④ 可协助判断合适的停药时机。肝组织学仍有轻度界面炎的患者停用免疫抑制剂后80%以上会复发[5]。因此，建议所有拟诊AIH的患者尽可能行肝组织学检查以明确诊断。AIH治疗的总体目标是获得肝组织学缓解、防止肝纤维化的发展和肝功能衰竭的发生，提高患者的生存期和生存质量。临床上可行的治疗目标是获得完全生化缓解即血清转氨酶（ALT/AST）和IgG水平均恢复正常[6]。研究表明，肝组织学完全缓解者（Ishak组织学活动指数HAI＜3）较之未获得组织学完全缓解者（HAI≥4）肝纤维化逆转率较高（60% vs 32%，P＜0.004），长期生存期也显著延长[7]。因此，肝组织学缓解可能是治疗的重要目标。以肝组织学为依据，存在中、重度界面性肝炎的患者应行免疫抑制治疗，轻度界面性肝炎的年轻患者亦推荐行免疫抑制治疗，而存在轻度界面性肝炎的老年（＞65岁）患者可暂不予免疫抑制治疗[8]。自身免疫性肝炎诊断和治疗专家共识建议所有活动性AIH患者均应接受免疫抑制治疗，并可根据疾病活动度调整治疗方案和药物剂量，应遵循个体化原则，必须监测相关的药物不良反应。对严重胆汁淤积性肝病、严重高胆红素血症者，人工肝能清除各种有害物质，补充必需物质，改善内环境，暂时替代肝脏的部分功能，为肝细胞再生及肝功能恢复创造条件或等待机会进行肝移植[9,10]。该患者临床表现明显，诊断不难，治疗上给予1次人工肝蛋白-血浆置换＋胆红素吸附术清除免疫反应，患者获得良好的治疗效果；目前予硫酸羟氯喹、熊去氧胆酸胶囊治疗，后期需要长期到感染性疾病科、风湿免疫科随诊，建议追踪自身免疫抗体、肝穿刺活检等指标。

诊疗反思

AIH常合并其他器官或系统自身免疫性疾病。该患者有甲亢后甲减，口干、进食难以下咽及较多龋齿的情况，自身免疫抗体阳性，需考虑AIH合并干燥综合征的可能；AIH可通过免疫IgG、自身抗体ANA、ASMA、抗-SLA、抗LKM-1、抗LC-1进行分型，对于自身免疫抗体阴性的患者，肝组织学检查可能是确诊的唯一依据；患者有间断服用中药史，需进行RUCAM评分、肝穿刺等进一步排除药物性肝损的可能。

核心提示

1.AIH常合并其他自身免疫性疾病，这些疾病也需要常规鉴别排除。

2.对于AIH合并干燥综合征的患者，可考虑免疫抑制剂治疗，人工肝血浆置换可以获得良好的治疗效果。

（高碧华　曾厚洋　郭莉）

参考文献

[1] Krawitt E L. Autoimmune hepatitis. N Engl J Med，2006，354：54-66.

[2] Yang F，Wang Q，Bian Z，et al. Autoimmune hepatitis：East meets west. J Gastroenterol Hepatol，2015，30：1230-1236.

[3] Liberal R，Grant C R，Mieli-Vergani G，et al. Autoimmune hepatitis：a comprehensive review. J Autoimmun，2013，41：126-139.

[4] Vergani D，Alvarez F，Bianchi F B，et al. Liver autoimmune serology：a consensus statement from the committee for autoimmune serology of the International Autoimmune Hepatitis Group. J Hepatol，2004，41：677-683.

[5] Heneghan M A，Yeoman A D，Verma S，et al. Autoimmune hepatitis. Lancet，2013，382：1433-1444.

[6] Manns M P，Czaja A J，Gorham J D，et al. Diagnosis and management of autoimmune hepatitis. Hepatology，2010，51：2193-2213.

[7] Dhaliwal H K，Hoeroldt B S，Dube A K，et al，Underwood J C，Karajeh M A，Gleeson D. Long-Term Prognostic Significance of Persisting Histological Activity Despite Biochemical Remission in Autoimmune Hepatitis. Am J Gastroenterol，2015，110：993-999.

[8] 中华医学会肝病学分会，中华医学会消化病学分会，中华医学会感染病学分会. 自身免疫性肝炎诊断和治疗共识（2015）中华传染病杂志，2016，34（04）.

[9] 中华医学会感染病学分会肝衰竭与人工肝学组，中华医学会肝病学分会重型肝病与人工肝学组. 肝衰竭诊治指南（2018年版）[J]. 实用肝脏病杂志，2019，22（2）.

[10] 中华医学会感染病学分会肝衰竭与人工肝学组，中华医学会肝病学分会重型肝病与人工肝学组. 肝衰竭诊治指南（2012年版）[J]. 中华临床感染病杂志，2012，5（6）：321-327.

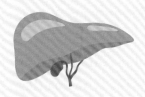
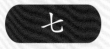

慢性药物性肝炎1例

病例介绍

患者为26岁女性，因"体检发现肝功能异常4天"于2019年5月20日入住我院肝病科。患者自述无畏寒、发热，无恶心、呕吐、纳差、乏力、腹胀、腹痛、腹泻、便血、呕血、皮肤瘙痒等，门诊拟"肝功能异常查因"收住我科。既往2018年10月因月经不调至某市中医院就诊，予中药方剂（具体不详）治疗10天，之后曾出现一过性黄疸，经治疗后好转（具体不详），未定期复查。有食鱼生史。否认有肝病史或肝病家族史。

体格检查 生命征正常，神清，皮肤巩膜无黄染，未见肝掌、蜘蛛痣，心、肺体检无特殊，腹平软，未见胃肠型及蠕动波，腹壁静脉未见曲张；全腹无压痛及反跳痛，未触及包块，肝、脾肋下未触及，墨菲征阴性；肝区无叩痛，腹部移动性浊音阴性；肠鸣音正常。双下肢无水肿。肝功能（南宁某健康体检中心，2019年5月16日）：ALT 351U/L，AST 267U/L。

实验室及其他检查 入院后查尿常规+化学分析：镜检上皮细胞2+、U-WBC 2+、尿白细胞（+）。肝功能：AST 284.0U/L、ALT 425.0U/L、GGT 158.0U/L、A/G 1.15、TBA 10.90μmol/L。NH3 78.0μmol/L。内毒素检测 0.068U/mL。血常规、生化二套、凝血功能、心肌酶谱、降钙素原、肿瘤四项、甲胎蛋白定量、甲功五项、甲型肝炎抗体、戊型肝炎抗体、乙肝两对半、输血前三项、G6PD均未见异常。腹部彩超：① 肝、胆、胰、脾及双肾未见明显异常声像图；② 门静脉系彩色多普勒超声未见明显异常。心电诊断意见：① 窦性心律；② 正常心电图。

治疗经过 治疗上予多烯磷脂酰胆碱、还原型谷胱甘肽等护肝。

6月4日复查肝功能二套：AST 198.0U/L、ALT 282.0U/L、ALT/AST 0.70、ALP 156.60U/L、GGT 275.0U/L、DBIL 8.52μmol/L、A/G 1.15、ADA 49.0U/L、TBA 58.60μmol/L。转氨酶水平未下降至正常，目前肝功能损害原因尚未明确，建议完善肝脏穿刺活检协助诊断；患者表示理解，但暂时不同意行肝穿，并于6月6日要求出院。

6月24日在我院门诊复查肝功能二套：AST 495.0U/L、ALT 198.0U/L、TBIL 23.70μmol/L、DBIL 12.31μmol/L、ADA 41.0U/L、TBA 23.50μmol/L；考虑转氨酶水平进一步升高第二次住院治疗；入院后查CMV-DNA＜2000拷贝/mL，ESR 36.0mm/h。7月1日行肝穿刺活检术；7月5日肝穿病理回报：（肝穿刺组织）镜下见肝小叶结构破坏，小叶内肝细胞胞浆疏松化，可见点状坏死（3分），碎屑状坏死（3分），桥接坏死（2分）。部分肝细胞有轻中度非典型增生。汇管区纤维组织轻度增生（1分），有较多淋巴细胞、单核细胞浸润（3分）。免疫组化：HBsAg(阴性)、HBcAg（阴性），结合临床病变符合慢性肝炎（G3，S1）。Ishak评分：炎症11分，纤维化1分。见图7-1。

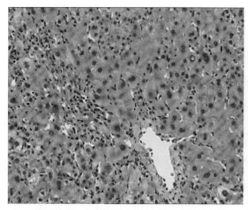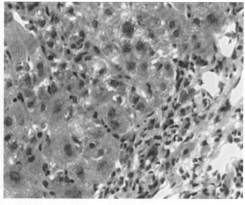

图7-1 肝穿刺活检病理结果

7月11日复查肝功能二套：AST 90.0U/L、ALT 91.0U/L、ALP 106.30U/L、GGT 221.0U/L、ALB 39.80g/L。电解质、肾功能未见异常，并将病理标本寄送至中国人民解放军某医院进行远程会诊协助诊治，患者于7月12日自动要求出院。后中国人民解放军某医院病理会诊报告结果：（肝脏穿刺）结合临床考虑亚急性或慢性药物性肝损伤，并请结合自身抗体检查进一步除外重叠药物诱导性自身免疫性肝炎，病变程度相当于G3S2。免疫组化结果：HBsAg（-），HBcAg（-），CK19示小胆管增生，mum-1（+）。特殊染色结果：铜染色（-），铁染色（-）。

出院后维持护肝降酶治疗，转氨酶仍反复轻度升高。

2020年3月24日复查肝功能：AST 192.0U/L、ALT 329.0U/L、ALP 106.3U/L、GGT 146.0U/L、ALB 39.8g/L、TBA 18.1μmol/L。

结合以上病史及病理，诊断慢性药物性肝损伤。

2020年3月24日至8月初门诊口服醋酸泼尼松片治疗，初始剂量50mg/d，定期减量，过程顺利，期间无不适，多次复查肝功能正常，但仍有轻微波动，患者自行停药1个月后复查肝转氨酶明显升高。

10月16日在我院门诊复查肝功能：AST 578.6U/L、ALT 814.4U/L、TBIL 22.0μmol/L、DBIL 8.90μmol/L、IBIL 13.10μmol/L。AFP 1.85ng/mL。于当日住院（第三次）。诊断：① 慢性药物性肝炎；② 诱导性自身免疫性肝炎可能性大。自免肝四项、抗核抗体测定（ANA）、自身免疫抗体12项：核小体弱阳性，余阴性。凝血四项、血氨测定、血脂七项、生化二套、EB病毒衣壳抗原（VCA）IgA抗体、巨细胞病毒载量检测未见异常。腹部B超：肝弥漫性病变，肝、胆、脾、胰、双肾未见异常。

10月27日再次开始口服醋酸泼尼松片30mg/d，并按时减量。10月31日复查肝功能：AST 43.0U/L、ALT 103.0U/L、AST/ALT 0.42、GGT 170.0U/L，于11月1日出院。出院后门诊维持醋酸泼尼松片10mg/d治疗，同时补钙，按时复查，转氨酶仍时轻度升高、时可正常，2022年6月1日再次自行停药，7月6日复查肝功能反弹。嘱患者继续维持激素治疗，继续随访中。2020年出院后随访肝功能如表7-1所示。

表 7-1　出院后随访肝功能

数值	时间	2020 年				2021 年				2022 年	
		11 月 13 日	12 月 8 日	12 月 18 日	12 月 25 日	1 月 12 日	3 月 19 日	6 月 8 日	8 月 24 日	4 月 5 日	7 月 6 日
ALT/（U/L）		45	74	38.8	57.1	96.3	63	105.6	72.6	25	188.9
AST/（U/L）		33	92.1	54	88.7	86.7	39	70.4	39.5	20.6	92.2
GGT/（U/L）		98	73.2	61.5	62.3	64.2	39.1	47	59.3	37.5	93.8
ALP/（U/L）		80.9	81.8	70.1	68.8	91.8	55	76.1	62.1	56.6	89.7
TBA/（μmol/L）		17.7	15.5	12.6	8.4	16.4	10.1	12.1	19.6	6.2	7.3

讨　论

药物性肝损伤（drug induced liver injury，DILI）是指由各类处方或非处方的化学药物、生物制剂、传统中药、天然药、保健品、膳食补充剂及其代谢产物乃至辅料等所诱发的肝损伤。根据病程，DILI 可分为急性 DILI 和慢性 DILI。2015年中国《药物性肝损伤诊治指南》采用的慢性 DILI 定义为：DILI 发生 6 个月后，血清 ALT、AST、ALP 及 TBIL 仍持续异常，或存在门静脉高压或慢性肝损伤的影像学和组织学证据[1]，欧洲最新指南定义为首次发病后 1 年以上的持续性肝损伤[2]。DILI 是全球范围内的一个显著挑战，其病因的确定和有效治疗是一个重大问题。大约 20% 的 DILI 患者发展为慢性 DILI。目前的研究可能更支持将肝功能持续异常超过 1 年定义为慢性 DILI，但仍需要更多的研究来进一步验证。由于各种研究慢性定义的不同，慢性 DILI 地区发病率有差异性。我国中药所致的 DILI 及慢性 DILI 更为多见，由于中药多为多味草药制成的汤药及中成药，无法明确致病的为哪一味草药，更加无从考证是哪一味草药中的哪种化学成分所致。我国人口基数庞大，临床药物种类繁多，人群不规范用药较为普遍，普遍随意应用各种传统中药、天然药、保健品、膳食补充剂，医务人员和公众对药物安全性问题和 DILI 的认知和重视不足，因此 DILI 发病率有逐年升高的趋势。在临床实践中，慢性DILI 患者的生化指标较正常水平上下波动，即使没有其他损肝药物使用的情况下，甚至反弹到第一次 DILI 发作时水平。DILI 慢性化的临床过程和类型，目前尚未有明确的分类方法，我们把已知的类型进行总结。① 慢性DILI及肝硬化：DILI发生6个月后，患者的血清ALT、AST、ALP及TBIL仍持续异常，迁延不愈的慢性肝损伤后可逐渐进展为肝纤维化及肝硬化，表现为肝脏储备能力下降，甚至可进展至肝硬化失代偿期。② 药物诱导的自身免疫性肝炎（D-AIH）：少数慢性DILI患者在长期随访中发现合并高滴度自身抗体，如抗核抗体（ANA）、抗平滑肌抗体（SMA）、抗线粒体抗体（AMA），肝免疫细胞浸润和（或）IgG和（或）AIH诊断标准中出现的其他阳性表现。然而，自身抗体通常不是疾病特异性的，而且很难区分DILI和AIH。简化的AIH诊断标准评分≥6分，无已知的AIH或AIH危险因素，由DILI诱发或激发的AIH，对激素应答良好，激素停药后复发，需长期免疫抑制剂治疗。D-AIH患者的肝穿刺病理显示汇管区及肝小叶内浆细胞增多。常见的可诱导D-AIH的药物有呋喃妥因、非甾体抗炎药、米诺环素、α-甲基多巴、伊匹利单抗和TNF-α拮抗剂等。③ 药物诱导的胆管消失综合征（VBDS）：当胆管损伤伴发肝内毛细胆管胆汁淤积时可以发展成为VBDS。早期诊断困难，多依赖于肝活检。VBDS患者多表现为持续6个月以上的ALP及γ-谷氨酰转移酶明显升高，伴或不伴胆红素升高，其病理表现多为肝穿标本中中小汇管区小动脉伴行的小叶间胆管消失＞50%。常见的诱导药物有阿莫西林克拉维酸钾、布洛芬、阿托喹酮/鸟嘌呤、彭布鲁利珠单抗、英夫利昔单抗、培西达替尼（PLX3397）+紫杉醇、美罗培南、依非韦仑、甲氧苄啶/磺胺甲噁唑、替莫唑胺等。④ 药物性脂肪性肝炎（DISH）：有报道非酒精性脂肪肝药物作为致病因素，占有一定比例。尽管药物诱导脂肪肝很少被描述为主导模式，但药物性肝损伤网络（DILIN）最近的数据表明，一些病例表现出一定程度的脂肪变性，其中大部分的病例以大水疱性脂肪变性为主导模式。少数化合物通过对肝细胞线粒体的毒性、抑制β-氧化、线粒体呼吸和（或）氧化磷酸化，可直接导致肝脏脂肪变性。一些药物被报道与脂肪沉积有关，也可影响肝脏脂肪通过肝肠循环的分布。通过以上相关机制诱导脂肪肝的药物有抗心律失常药、甲氨蝶呤、他莫昔芬、丙戊酸、核苷反转录酶抑制剂和化疗药等。⑤ 窦性梗阻综合征（SOS）：SOS又称肝静脉闭塞性疾病（HVOD），是一种肝脏血管性疾病，主要表现为肝窦、肝小静脉和小叶间静脉内皮细胞水肿坏死，形成微血栓，导致淤血性肝损伤和门静脉高压。SOS以黄疸、疼痛性肝大、腹水为特征，所以SOS无特异性，早期难以诊断，常被误诊为布加综合征。SOS的诊断需要结合CT和（或）MRI进行综合判断。在国内，SOS主要与食用或摄入含吡咯里西啶生物碱（Pas）的植物有关。慢性DILI患者反复出现肝功能损伤，甚至进展为肝硬化或肝衰竭，经济负担重，复发风险评估对慢性DILI的管理尤为重要。有研究显示，女性、高龄、高AST或TBIL、低CHE或PLT、炎症程度分级G3及以上是慢性DILI复发的高危因素，对早期预测和有效改善慢性DILI患者的预后具有重要的临床意义[3]。确定肝损伤由药物引起后，应立即停用相关损肝药物，尽量避免再次使用可疑或同类药物。目前无特效药物可以阻止慢性DILI的发生。慢性DILI停药后，反复的炎症损伤和修复会加剧疾病的进展，部分DILI患者可进展为肝硬化。因此，使用有效的药物治疗用来阻止慢性化的进展是必要的。在常规保肝支持治疗的基础上，根据DILI的临床类型可试用相关药物。胆汁淤积者可试用UDCA或腺苷蛋氨酸。由于免疫机制在慢性DILI患者的发病机制中起着重要作用，糖皮质激素具有抗炎、解毒、抗过敏、抗休克、非特异性免疫抑制、解热等作用，可能有助于减轻炎症和病理免疫反应。糖皮质激素应用于慢性DILI的治疗应十分谨慎，必须严格掌握适应证，充分权衡治疗获益和可能的风险。

诊疗反思

该患者明确诊断慢性药肝有一定难度，就诊时唯一阳性发现为肝功能异常。特别是没有初始使用损肝药时的评估（RUCAM量表）和出现黄疸后肝功能变化情况无法追溯。该病例通过追问病史，了解到既往有服中药史，服药后出现黄疸。停中药后肝功能反复异常，排除其他肝损害的病因，其中包括自身免疫性肝病。患者使用激素治疗有效，停用激素病情反弹，更加支持慢性药肝诊断。病理诊断需要经验丰富的病理科医生的帮助以及临床科室的沟通；患者依从性差，反复随意停药，造成病情复发。

核心提示

1.慢性药物性肝损伤多为隐匿发病，诊断仍然具有很大的挑战性，很多情况下依赖于临床病史、用药史的追溯，RUCAM量表可对DILI进行诊断评估药物与肝损伤的因果关系。肝组织活检虽然有助于DILI诊断的正确性，在慢性DILI的诊断中并不是必需的，但其临床应用受到了有创性及高成本的限制。

2.重视中药引起的肝损伤，部分中药如雷公藤、何首乌、土三七已被证实本身具有毒性，可诱发肝损伤。

3.慢性DILI，尤其慢性复发性DILI的治疗，需要引起重视，大部分患者需要长期接受糖皮质激素治疗，注意激素的不良反应。胆汁淤积者可试用UDCA、腺苷蛋氨酸。

4.慢性DILI反复的炎症损伤和修复会加剧疾病的进展，部分DILI患者可进展为肝硬化，需定期随访，必要时调整治疗方案。

（韦贞伟　罗凤）

参考文献

[1] 中华医学会肝病学分会药物性肝病学组.药物性肝损伤诊治指南[J].临床肝胆病杂志，2015，31（11）：1752-1769.

[2] European Association for the Study of the Liver（2019）. EASL clinical practice guidelines：drug-induced liver injury. J Hepatol，2019，70，1222-1261.

[3] 邓亚，王春艳，谭文辉，等.慢性药物性肝损伤复发的高危因素探讨[J].解放军医学杂志，2021，46（9）：928-934.

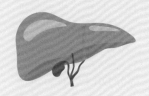
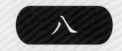

华支睾吸虫病合并肝脓肿1例

病例介绍

患者为65岁男性，因"腹痛、发热4天。"于2019年11月24日入住我院肝病科。患者自述无明显诱因下出现腹痛，为阵发性隐痛，右上腹为主，发热，体温最高38.7℃，伴畏寒、头晕、纳差、全身乏力，呕吐，为黄色胃液，无鼻塞、流涕、咳嗽、咳痰，无头痛、视物旋转，无胸闷、胸痛，无尿频、尿急、尿痛等不适。11月23日至广西某三甲医院住院治疗，住院期间体温最高达40℃，诊断为："1.发热查因——肝脓肿，2.高血压病？3.肾功能损害，4.肝功能损害，5.血小板减少查因，6.凝血功能异常，7.2型糖尿病？"。患者为进一步诊治，于11月24日入我院。自发病来，患者睡眠、精神、食欲欠佳，大小便正常，体重无明显改变。既往有"高血压"病史，未服药治疗（血压情况不详）；有肋骨骨折病史。个人史、家族史无特殊；偶饮酒、有食生鱼片史，否认吸烟史、冶游史、静脉吸毒史。

体格检查 T 37.2℃，P 90次/分，BP 143/71mmHg，R 20次/分，神清，巩膜稍黄染，咽红，扁桃体无肿大，未见脓点；颈软无抵抗，全身皮肤黏膜无皮疹，浅表淋巴结未触及，双肺呼吸音清，两肺未闻及干湿性啰音；心律齐，心脏各瓣膜听诊区未闻及病理性杂音；腹平软，右上腹压痛，无明显反跳痛，肝区叩痛，墨菲征阴性，麦氏点无压痛。双下肢无水肿。辅助检查（广西某三甲医院）：腹部B超示肝内混合回声区，脓肿并部分积气？胆汁透声差，考虑胆汁稠厚；胰腺、脾脏未见特殊异常。血常规示WBC $9.24\times10^9/L$，PLT $13\times10^9/L$。肝功能示ALT 637.87U/L，AST 937.11U/L。生化+肾功能示葡萄糖28.52mmol/L，肌酐186.89µmol/L。

实验室及其他检查　血常规+CRP+PCT：WBC $10.2\times10^9/L$、RBC $5.13\times10^{12}/L$、HGB 155g/L、PLT $11\times10^9/L$、NEUT% 89.6%、PCT＞100ng/mL、hsCRP＞5mg/L、CRP 196.40mg/L。ESR 54mm/h。　血气分析：pH 7.40、PCO_2 22mmHg、PO_2 69mmHg、SaO_2 94%。肝功能：AST 682.0U/L、ALT 572.0U/L、TBIL 50.26µmol/L、DBIL 38.73µmol/L、IBTL 11.53µmol/L、ALB 24.20g/L。　血淀粉酶171.60U/L。生化：Na 130.3mmol/L、Cl 96.1mmol/L、Ca 1.92mmol/L、UREA 27.8mmol/L、CREA 526.50µmol/L、UA 773.00µmol/L、血糖25.57mmol/L。腹部B超（肝胆胰脾双肾+腹水）：肝内液性团块，性质待定，脓肿？胆囊肿大伴沉积物；肝内多发强光团，性质待定，结石？胰、脾、双肾未见明显异常声像图；腹腔未见积液。CT：① 双肺感染；② 双侧胸膜增厚；③ 主动脉硬化；④ 甲状腺左叶肿大，结节性甲状腺肿？大便找到肝吸虫卵。入院后予输血小板、肝穿刺+肝脓肿穿刺引流、美罗培南+甲硝唑抗感染、胰岛素降糖、硝苯地平缓释片降压等治疗。

11月25日院内大会诊意见：在积极全身使用抗生素以及综合治疗后，需尽快行肝脓肿穿刺活检协助明确诊断。急性肾功能不全可行床边CRRT治疗，待穿刺活检后转外科进一步处理。11月25日上午在超声引导下穿刺活检+抽液抽气术并送病理，并于当日下午转外科。转科后继续抗感染、护肝、护肾等治疗。后肝穿病理回报：（肝穿刺组织）镜下见肝小叶结构破坏，灶状坏死、出血及液化改变，伴有中性粒细胞、单核细胞及淋巴细胞浸润，少量细胞呈气球样变。汇管区有淋巴细胞、浆细胞及单核细胞浸润，未见有纤维组织增生，结合临床符合肝脓肿改变。

诊断　1.细菌性肝脓肿

2.多器官功能障碍综合征（急性肾功能衰竭、肝功能损害、血小板减少症）

3.右膈下脓肿

4.华支睾吸虫病并肝内胆管结石

5.细菌性肺炎

6.2型糖尿病

7.高血压病

治疗经过 12月2日行右侧胸腔穿刺引流术。

12月3日行肝右叶下缘液性包块穿刺抽液，抽出暗红色浑浊液体40mL，并引流。

12月4日行右膈下液性包块穿刺抽液，抽出棕色清稀液体约50mL并接引流管。复查血常规+全程CRP+PCT：WBC $19.9×10^9$/L，RBC $2.48×10^{12}$/L，HGB 68g/L，PLT $545×10^9$/L，PCT 3.15ng/mL，CRP 98.8mg/L。生化：钾4.31mmol/L、钠145.9mmol/L、尿素17.65mmol/L、肌酐201.1μmol/L。肝功能：AST 46.0U/L、ALT 21.0U/L、TBIL 36.42μmol/L、DBIL 26.21μmol/L、ALB 24.9g/L。复查CT见右胸腔积液减少，右膈下积液未能引出。院内多学科再次会诊，予调整抗生素，停用甲硝唑，改用奥硝唑，加用利奈唑胺，反复行穿刺引流液的相关检查，右膈下积液再次在B超引导下穿刺引流，必要时完善增强CT等检查，可考虑送标本至第三方行病原菌二代测序检查，建议请上级医院感染科及肝胆外科会诊。

12月6日行肝脓肿穿刺引流术，同时给予吡喹酮驱虫治疗，1400mg，tid，连服2日。

12月9日广西某三甲医院肝胆外科会诊，认为患者目前仍考虑为肝脏感染性病变，无恶性肿瘤依据，可行MRI普美显检查，目前治疗有效，可继续原方案治疗。

12月15日复查生化：钾3.66mmol/L、钠137.70mmol/L、氯97.40mmol/L、钙2.08mmol/L、尿素7.09mmol/L、肌酐83.00μmol/L。肝功能：AST 59.0U/L、ALT 30.0U/L、TBIL 22.64μmol/L、DBIL 13.38μmol/L、ALB 32.40g/L。血常规+全程CRP：WBC $7.9×10^9$/L、RBC $2.95×10^{12}$/L、HGB 85g/L、N% 72.3%、超敏C反应蛋白＞5mg/L、CRP 28.10mg/L。患者感染较前控制，停用美罗培南、利奈唑胺、奥硝唑，降阶梯使用头孢哌酮舒巴坦+磷霉素钠抗感染。

12月17日复查CT：① 双肺感染，右侧第2～5后肋陈旧性骨折；② 右侧胸腔中等量积液（增多）、少许积气，左侧胸腔少量积液（减少）；③ 主动脉硬化，心包少量积液；④ 甲状腺异常改变，结节性甲状腺肿？⑤ 肝S5/8、6占位，肝脓肿可能性大；⑥ 肝周积血（减少），肝右叶包膜下积液、少量积气，腹腔积液；⑦ 双肾周筋膜增粗，考虑炎性改变；⑧ 腹主动脉硬化；⑨ 腹壁水肿（减轻）。与前片对比，右胸腔积液增多，予穿刺引流。膈下及肝脏病灶积液减少，予每天引流管冲洗，避免堵塞。继续抗感染等治疗。

12月18日右胸腔引流管引流量450mL，右膈下引流管引流出褐色液约10mL，肝脓肿引流管引流出淡黄色液100mL。生化：钾2.80mmol/L、钠147.30mmol/L、钙1.77mmol/L、尿素3.17mmol/L、肌酐69.30μmol/L。肝功能：AST 42.0U/L、ALT 27.0U/L，GGT 1060.0U/L、ALP 767.2U/L、TBA 28.1g/L。血常规+全程CRP：WBC 6.9×10^9/L、RBC 2.55×10^{12}/L、HGB 76g/L、N% 71.1%、C反应蛋白定量30.50mg/L。胸腔积液常规：李凡他试验弱阳性、有核细胞计数632.0×10^6/L。胸腔积液生化：蛋白定量46.60g/L。

12月22日痰液培养出嗜麦芽窄食单胞菌，药敏结果支持目前使用头孢哌酮舒巴坦敏感，继续予头孢哌酮舒巴坦抗感染。

2019年12月31日生化：尿素3.27mmol/L、肌酐64.60μmol/L。肝功能：AST 54.0U/L、ALT 43.0U/L、TBIL 9.0μmol/L、DBIL 4.44μmol/L、TBA 27.40g/L。血常规+全程CRP：WBC 4.9×10^9/L、RBC 2.76×10^{12}/L、HGB 88g/L。CT：① 双肺感染；右第2～5后肋陈旧性骨折；② 双侧胸膜增厚，右侧胸腔中等量积液；③ 主动脉硬化，心包少量积液。痰液细菌、真菌培养阳性，注意二重感染。痰液中培养出铜绿假单胞菌及白色念珠菌，根据药敏试验结果将头孢哌酮舒巴坦改为敏感的左氧氟沙星并继续予磷霉素钠。

患者治疗过程中出现的右膈下脓肿、右胸腔积液，均予穿刺引流并定期冲洗。各引流液反复行病原学检查均为阴性。

2020年1月4日：现患者经治疗后，感染逐渐控制，肝肾功能逐渐恢复，各引流管引流量减少，右膈下引流管及右胸腔引流管已先后拔除。精神食欲好，偶有咳嗽，咳少许白痰，体温正常，予出院。出院继续口服左氧氟沙星抗感染治疗。见图8-1。

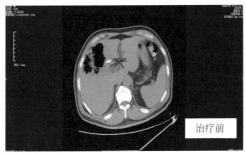 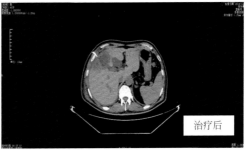

图8-1　治疗前后对比图

讨 论

诊断华支睾吸虫病并细菌性肝脓肿明确

临床症状：发热和右上腹痛4天入院，伴畏寒、头晕，伴纳差、全身乏力，呕吐。查体：体温38.7℃，肝大、右上腹压痛、黄疸。上腹部CT平扫：肝表面欠光整，大小、形态及各叶比例尚正常，肝S5/8见片块状低密度影，密度不均，边界不清，范围7.6cm×8.5cm×9.3cm，内见斑点、斑片状低密度影及较多积气、小液平面。腹部B超（肝胆胰脾双肾+腹水）：肝内液性团块，性质待定，脓肿？胆囊肿大伴沉积物；肝内多发强光团，性质待定，结石？胰、脾、双肾未见明显异常声像图；腹腔未见积液。肝穿病理回报：（肝穿刺组织）镜下见肝小叶结构破坏，灶状坏死、出血及液化改变，伴有中性粒细胞、单核细胞及淋巴细胞浸润，少量细胞呈气球样变。汇管区有淋巴细胞、浆细胞及单核细胞浸润，未见有纤维组织增生，结合临床符合肝脓肿改变。大便找到肝吸虫卵。血常规：WBC $9.24×10^9$/L，PLT $13×10^9$/L。肝功能：ALT 637.87U/L，AST 937.11U/L。生化+肾功能：血糖28.52mmol/L，肌酐186.89μmol/L。肝炎病毒学检查全阴性。粪便未找到阿米巴滋养体或包囊。

细菌性肝脓肿诊治进展[1]

肝脓肿（liver abscess，LA）是致病菌通过胆道、肝动脉、门静脉、直接蔓延等途径侵入肝脏引起的肝内局灶性、化脓性病变，是临床上常见的消化系统感染性疾病之一。LA常见病原菌包括细菌、真菌、阿米巴，其中细菌性肝脓肿（pyogenic liver abscess，PLA）最常见，占所有肝脓肿的80%。PLA临床主要表现为发热、腹痛、白细胞及C反应蛋白等炎症指标升高，但也有部分患者腹部症状及体征不明显，体格检查缺乏特异性，容易造成漏诊、误诊。细菌性肝脓肿发病率呈上升趋势，诊疗时应注意肝脓肿发病的危险因素，其中糖尿病患者需特别关注。胆源性和门静脉感染途径导致的细菌性肝脓肿发病率在下降，隐源性肝脓肿已成为细菌性肝脓肿最常见的类型。细菌性肝脓肿患者腹部症状及体征常不明显，易造成漏诊、误诊，无典型腹痛的患者不能排除肝脓肿可能。细菌性肝脓肿需与阿米巴肝脓肿、原发性肝癌、胆道感染、右膈下脓肿、肝血管瘤等相鉴别。肺炎克雷伯杆菌是中国细菌性肝脓肿的主要致病菌，尤其在糖尿病患者中感染比例有上升趋势。高毒力型肺炎克雷伯杆菌感染所致PLA患者易出现肝外侵袭综合征，其中眼内炎虽发病率低，但危害严重，需高度警惕。细菌性肝脓肿患者应尽可能在抗菌药物使用前完善病原学检测，高通量测序可协助精确诊断病原微生物。血培养阳性的细菌性肝脓肿患者降钙素原（procalcitonin，PCT）明显升高，PCT的动态监测在细菌性肝脓肿的诊治中有一定指导价值。超声检测仍然是诊断细菌性肝脓肿的一线手段，超声的普及和推广对于PLA，特别是临床症状不典型的PLA的早发现、早治疗有益。早期经验性应用抗菌药物应在考虑原发病因的基础上尽可能全面覆盖肝脓肿常见致病菌，根据药敏结果及时调整药物治疗方案。经验性抗菌药物治疗首选三代头孢菌素+甲硝唑，或β-内酰胺类/β-内酰胺酶抑制剂联合甲硝唑。超声或CT引导下经皮肝脓肿穿刺置管引流是细菌性肝脓肿治疗的重要方法，应尽早实现引流。单纯抗菌药物治疗建议4～6周。对初始引流反应良好的患者建议2～4周静脉抗菌药物治疗，而引流不完全的患者建议4～6周静脉抗菌治疗，后期口服抗菌药物治疗。PLA合并凝血功能异常的患者在补充凝血因子、血小板基础上尽早完善穿刺引流。出现以下情况建议行手术治疗：① 脓肿有高度破溃风险，或已经破溃形成腹膜炎、胸膜炎；② 合并其他胆道疾病需手术的PLA；③ 经规范的药物及介入治疗（经皮穿刺引流7天）病情无明显改善者；④ 脓肿内容物黏稠致引流不畅或堵塞引流管；⑤ 多房性及多发性PLA。PLA眼内炎的治疗包括全身使用抗菌药物、玻璃体腔注药术和玻璃体切除术。定期随访，随访时间根据脓肿大小而定。临床随访指标包括症状及体温、白细胞计数以及血清CRP、PCT等炎症指标水平。仅在临床症状持续或引流不佳的情况下进行影像学随访；影像学表现消退要比临床症状和生化指标改善慢得多。PLA诊治流程见图8-2。

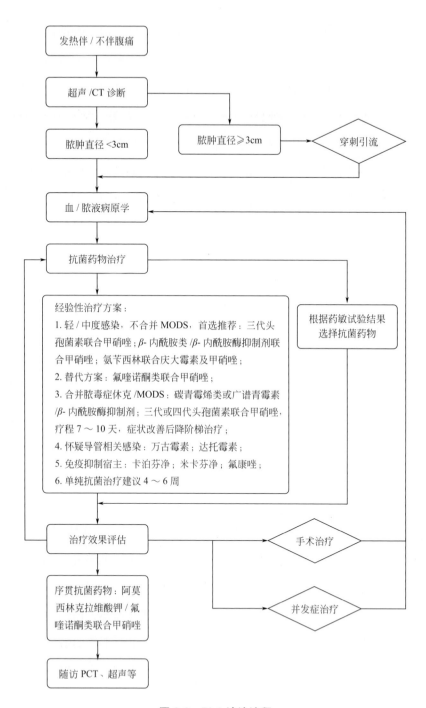

图 8-2 PLA 诊治流程

诊疗反思

总体治疗效果满意，治疗前后肝脓肿病灶明显吸收，如图8-1所示。住院过程反复血培养、肝脓肿穿刺液培养或涂片均未找到阿米巴滋养体或致病菌，与患者院外住院期间与此次住院初期使用抗生素有关，抗生素使用前未进行病原相关标本留取和送检，病原阳性率下降，不能给后面诊疗带来指导性帮助。

该病例在抗生素使用上有一定缺陷性，甲硝唑序贯奥硝唑作为联合方案，静脉疗程20天直接停药，维持头孢哌酮舒巴坦抗感染，头孢哌酮舒巴坦理论上有一定的抗厌氧菌作用，但达不到治疗效果。而后期根据病情口服维持2周左右的甲硝唑联合巩固疗效和预防反弹十分必要[2]。

核心提示

1.细菌性肝脓肿的患者临床症状和体征往往不典型，容易造成临床误诊或漏诊。B超仍然是肝脓肿诊断的一线检测手段。

2.尽早完善病原学检查，血及脓液的高通量测序对于常规培养阴性的患者有助于病原体早期诊断。CT或超声引导下穿刺抽取的脓液样本培养阳性率可明显高于血液培养。

3.在获得病原学依据前建议经验性抗菌治疗，抗菌药物应尽可能全面覆盖PLA常见致病菌群，如肠杆菌（肺炎克雷伯菌、大肠埃希菌和其他肠杆菌）、葡萄球菌、厌氧菌，得到培养结果和药敏结果时重新评估。

4.液化成熟的肝脓肿，药物保守治疗效果不明显，持续高热的肝脓肿，直径＞3cm的脓肿首选置管引流。巨大脓肿（脓肿直径＞10cm）也可以通过置管引流治疗，如无法耐受手术者，可留置多根引流管，以达到满意效果，不推荐常规进行脓肿冲洗[3]。

5.有手术指征的建议手术治疗，注意PLA合并有肝外侵袭的防治。

（韦贞伟　程万里）

参考文献

[1] 中华医学会急诊医学分会. 细菌性肝脓肿诊治急诊专家共识[J]. 中华急诊医学志，2022，31（3）：273-280.

[2] Roy Choudhury S，Khan N A，Saxena R，et al. Protocol-based management of 154 cases of pediatric liver abscess. Pediatr Surg Int，2017，33（2）：165-172.

[3] Singh O，Gupta S，Moses S，et al. Comparative study of catheter drainage and needle aspiration in management of large liver abscesses. Indian J Gastroenterol，2009，28（3）：88-92.

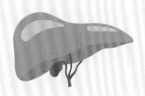

九

妊娠合并乙肝相关肝衰竭1例

病例介绍

患者为35岁女性，因"停经4月余，尿黄4天，眼肤黄染2天。"于2017年3月22日入住我院肝病科。患者自诉末次月经2016年11月3日，IVF助孕，于2017年1月10日在外院立卡定期产检，孕期顺利。孕后有孕吐表现，食欲尚可。于4天前无明显诱因下出现尿黄，呈浓茶样，无酱油样尿。同时伴乏力，恶心、呕吐症状加重。2天前自觉眼肤黄染。无畏寒、发热、腹胀、腹痛；无鼻衄、牙龈出血，无皮肤瘙痒，无解白陶土样大便。于2017年3月22日在外院检查肝功能：TBIL 146.8μmol/L，DBIL 81.3μmol/L，ALT 2691U/L，AST 3535U/L，ALB 33.4g/L，CHE 3155U/L，TBA 190.7μmol/L，建议转我院治疗。既往于30年前曾患"乙型肝炎"，在我院诊疗；无烟酒嗜好，无生食淡水鱼史。

体格检查 生命征正常，神清，精神欠佳。皮肤、巩膜重度黄染，未见肝掌、蜘蛛痣。心、肺查体未见异常。腹膨隆，如孕月大小，肝、脾肋下未触及，移动性浊音阴性，双下肢无水肿。2017年3月22日外院其他检查：腹部B超示胆囊结石，肝、脾、胰回声未见明显异常；产科B超示宫内妊娠，单活胎，胎儿大小相当于18周+，胎盘0级（胎儿各参数值未见明显异常，孕妇宫颈功能检测未见明显异常）。

实验室及其他检查 血常规：WBC $8.24×10^9$/L、RBC $3.78×10^{12}$/L、HGB

117g/L、PLT 163×10⁹/L、NEUT% 74.7%。 肝 功 能：CHOL 2.60mmol/L、CHE 3078.0U/L、ALT 2457.3U/L、AST 2526.9U/L、ALP 111.0U/L、GGT 62.0U/L、TBIL 162.7μmol/L、DBIL 129.5μmol/L、GLO 24.1g/L、ALB 33.6g/L。凝血四项：PT 21.3s、INR 1.775、PTA 37.2%；血氨43.0μmol/L。乙肝两对半定量：HBsAg＞280ng/mL、HBeAb 4.71PEIU/mL、HBcAb 7.30IU/mL，余项阴性。HBV-DNA＞1.0×10⁸IU/mL。AFP 84.82ng/mL。肿瘤四项：CA19-9 89.91U/mL，余正常。T淋巴细胞亚群计数：CD3⁺ 632个/μL、CD4⁺ 203个/μL、CD8⁺ 404个/μL、CD4⁺/CD8⁺ 0.50；Anti-HIV（1+2）、Anti-HCV、TP-ELISA、Anti-HEV-IgM、Anti-HAV-IgM均阴性。生化、甲功正常。心电图：① 窦性心动过速；② 逆钟向转位；③ ST段轻度压低。

入院诊断 1.孕3产0孕19周

2.病毒性肝炎，乙型，慢加亚急性肝衰竭

治疗经过 予还原型谷胱甘肽、复方甘草酸苷、多稀磷脂酰胆碱、腺苷蛋氨酸、熊去氧胆酸、糖皮质激素短期少量冲击治疗3天、替比夫定抗乙肝病毒治疗、输血浆、人血白蛋白以及行3次人工肝（血浆置换术）等治疗，疗效欠佳，多次与患者家属充分沟通，建议终止妊娠，患者及家属拒绝终止妊娠。

4月2日复查回报血常规：WBC 9.21×10⁹/L、RBC 2.97×10¹²/L、HGB 102g/L、PLT 70×10⁹/L、NEUT% 82.2%、PCT 0.6ng/mL。肝功能：CHE 6154.0U/L、ALT 208.6U/L、AST 130.9U/L、ALP 112.0U/L、TBIL 277.8μmol/L、DBIL 197.7μmol/L、GLO 19.4g/L、ALB 26.5g/L。凝血四项：PT 28.0s、INR 2.333、PTA 27.7%；NH3 124.0μmol/L。电解质、肾功能正常。胸部及上腹部CT平扫：① 双肺下叶感染；双侧胸腔少量积液；② 上腹部CT平扫未见异常。患者黄疸进行性加深，病情仍继续恶化。

4月3日晚上患者出现阴道少许流血，考虑先兆流产，请妇产科会诊后转妇产科，患者及其家属同意择期终止妊娠，4月5日行血浆置换后，又不同意引产。

4月6日：请某医学院附属医院产科主任及传染科主任会诊，建议马上行人工肝治疗后接着行剖宫取胎术终止妊娠。当日送手术室行剖宫取胎术＋双侧子宫动脉上行支结扎术＋子宫肌瘤剔除术，术中输入冷沉淀凝血因子14U，输液量总量2700mL，术中出血700mL，有尿1500mL，色淡黄，术中患者生命征平稳。术后留置腹腔引流管、尿管各一根。术后转ICU观察及进一步诊治。患者术后神志改变，呈嗜睡状态，出现发热，体温39.0℃。加用甘露醇脱水降颅压、门冬氨酸鸟氨酸降血氨，且按医院危重孕产妇抢救小组意见，使用美罗培南抗细菌，氟康唑抗真菌及促进肝细胞生长，继续护肝、退黄、降血氨，护胃、止血、提高免疫，改善凝血功能等对症支持治疗，并定期人工肝及血液透析治疗。

4月12日患者腹腔留置引流管引流量较前减少，意识较前改善，肝性脑病好转，切口愈合良好，盆腔引流量逐渐减少，无腹腔内活动性出血现象，但复查肝功能提示血清总胆红素又较前升高，凝血功能差，转回肝科继续治疗。转入后予恩替卡韦抗病毒、护肝、退黄、改善肝循环、促肝细胞再生、抑酸护胃、防治上消化道出血；甘露醇脱水、门冬氨酸鸟氨酸降血氨、美罗培南+氟康唑抗感染等治疗，并行人工肝治疗。4月14日复查WBC 9.8×10⁹/L、NEUT% 83.3%；肝功能TBIL 393.7μmol/L、DBIL 255.8μmol/L、PTA 34.2%。腹水常规：颜色红色、透明度混浊、性状有凝块、李凡他试验1+、有核细胞计数220.0×10⁶/L、单核细胞75.0%、多核细胞25.0%。腹水生化：腹水葡萄糖2.97mmol/L、腹水氯化物100.0mmol/L、蛋白定量26.20g/L。患者感染较前控制，4月15日抗生素降阶梯调为哌拉西林钠舒巴坦。

4月21日再次出现发热，T 38.0℃，停用哌拉西林舒巴坦，改用莫西沙星。

4月23日拔除腹腔引流管。

4月28日HBV-DNA＜500IU/mL，且患者在血浆置换等治疗的情况下，病情相对趋于稳定；于4月29日行血浆置换后，经继续抗病毒、护肝、改善肝循环、促进肝细胞再生、间断输血浆等治疗后，患者病情逐渐平稳。

5月15日复查全血细胞五分类：WBC 3.70×10⁹/L、RBC 3.01×10¹²/L、HGB 97g/L、血小板90×10⁹/L、中性粒细胞数1.40×10⁹/L。肝功能：TBIL 106.0μmol/L、DBIL 79.7μmol/L、IBIL 26.3μmol/L、TP 71.4g/L、ALB 36.2g/L、TBA 160.6μmol/L。钾3.00mmol/L。凝血四项+D-二聚体测定：PT 19.0s、INR 1.583、PTA 43.1%、D-Dimer 3.08μg/mL。NH3 77.0μmol/L。性激素六项：催乳素676.5mIU/L，余正常。之后1个月，患者总胆红素无明显下降趋势，且维持在100～120μmol/L。

6月13日复查：NH3 91.0μmol/L。肝功能：CHE 2862.0U/L、ALP 176.0U/L、TBIL 121.40μmol/L、DBIL 103.5μmol/L、IBIL 17.9μmol/L、ALB 30.3g/L、TBA 170.0μmol/L。凝血四项：PT 17.0s、APTT 53.5s。HBV-DNA 1.91×10³IU/mL，考虑恩替卡韦抗病毒应答不佳，予调整为富马酸替诺福韦抗病毒，余治疗大致同前，

患者总胆红素又开始缓慢下降。

7月8日凝血四项：PT 14.8s、PTA 65.2%、APTT 36.4s。全血细胞五分类：WBC $4.03×10^9$/L、RBC $2.97×10^{12}$/L、HGB 98g/L、PLT $61×10^9$/L。肝功能：TBIL 79.6μmol/L、DBIL 61.1μmol/L、IBIL 18.5μmol/L、TP 52.80g/L、ALB 26.5g/L、TBA 54.20μmol/L。7月10日HBV-DNA＜500IU/mL。7月12日好转带药出院。

出院后门诊随访 2018年11月PLT $93×10^9$/L，肝、肾功能正常，HBV-DNA＜500IU/mL，腹部B超示肝弥漫性回声改变（肝硬化待排），脾大（轻度），胆、胰、双肾未见明显异常声像图。

2022年5月腹部B超示肝弥漫性回声改变，脾、胆、胰、双肾未见明显异常声像图。肝、肾功能正常，HBV-DNA＜500IU/mL，血常规正常，乙肝两对半呈小三阳。

讨 论

妊娠合并肝衰竭的病情特点为发展迅速、病情严重、并发症多、病死率高。妊娠合并乙型肝炎病毒相关肝衰竭也较常见，给临床处置带来困扰，至今仍无国内外相关专家共识或诊治指南指导临床一线医生诊疗。在妊娠期间出现乙型肝炎病毒急慢性感染出现的肝衰竭，排除其他病因后不难诊断。在我国，妊娠期肝衰竭以病毒性肝炎为主，其中乙型、戊型、乙型与丙型或丁型肝炎病毒重叠感染为主要病因。与慢性乙型肝炎不同，乙肝相关性肝衰竭患者肝脏的免疫炎症反应要更为强烈；患者对病毒过度的免疫反应在疾病的发生发展过程中起到了关键的推动作用。除了乙肝病毒激活引起的免疫损伤，妊娠期病毒性肝炎更易发展为重症肝炎，主要原因为：血清白蛋白含量随着血容量的增加而下降，孕妇新陈代谢加快使糖原贮备降低；妊娠期肝脏供血相对不足，大量雌激素需在肝脏内代谢，胎儿的代谢产物也需经母体肝脏完成，加重了母体肝脏的负担；分娩或手术、麻醉药物使用及产后出血、感染等因素加重肝脏损伤；合并妊娠高血压疾病时，更加重了肝损伤，多种因素共同影响可使肝细胞大量坏死。治疗强调严密监测病情，识别肝衰前期、及早抗病毒、及时护肝支持、防治并发症、人工肝、多学科协作等综合治疗，必要时也可考虑肝移植。有肝衰倾向或确诊肝衰的孕妇，及时转送到有抢救条件和经验的医院救治。延迟转运或不恰当的产科处理可能会加重肝衰竭，可能影响救治效果，病死率明显增加。一般患者要绝对卧床休息，密切监测生命体征并监测24h出入量、尿量、血常规、水电解质、血氨、酸碱平衡、肝肾功能、凝血功能、HBV-DNA、腹部B超或MRI等，并进行排除其他病因的相关检查。保证35～40kcal/（d·kg）热量，加强肠道营养，以低脂低蛋白饮食为主，给予一定量的葡萄糖、维生素，适当补充蛋白质（昏迷期间禁用高蛋白质饮食）纠正低蛋白血症等。根据检查结果进行治疗调整，凝血功能异常，可静脉输注新鲜血浆、冷沉淀、纤维蛋白原、凝血酶原复合物、血小板等改善患者凝血功能，及时防治感染、出血、肝性脑病和肝肾综合征等并发症。抑制、清除病毒是肝衰竭治疗的关键环节。有相关研究结果提示乙肝相关性肝衰竭的预后与患者接受治疗前的HBV-DNA载量成正相关，核苷类似物抗病毒治疗能够显著降低患者体内的病毒载量，改善疾病预后。而核苷类似物通过抑制HBV-DNA的复制，减少靶抗原的表达，来达到缓解过激免疫反应的目的，从而减轻肝脏损害，为肝组织的恢复争取时间。推荐使用抗病毒药物包括替诺福韦、替比夫定和拉米夫定。积极保肝治疗，选用2～3种不同作用机制的抗炎保肝药静脉滴注，并加用退黄和促肝细胞生长药物。积极以血浆置换为基础的一种或多种人工肝组合治疗，减轻肝脏细胞负荷，为肝细胞再生和恢复营造良好内环境。免疫抑制可能成为治疗本病又一方法，但目前对于免疫抑制剂在乙肝相关性肝衰竭患者上的应用仍有争议。激素剂量和疗程的规范化，尚需要更深入的研究来探讨。经综合内科治疗效果不佳的，肝移植已成为最好的选择。目前国内外已有较多妊娠期重症肝炎肝移植成功案例报道，甚至有孕中期进行肝移植并在孕晚期成功产下健康女婴，且连续3年观察并未发现任何并发症的报道[3]。分娩时机及分娩方式的选择[4]如下。① 分娩时机的选择：妊娠期重症肝炎患者经短期的内科治疗后应选择恰当时机终止妊娠，以减轻肝脏的负担。分娩本身可以使肝炎病情加剧恶化，分娩时机的正确选择及产程的正确处理可以显著减轻产后病情加重的程度，改善预后。② 分娩方式的选择：对于已临产的经产妇和宫颈条件好、估计短时间内可结束分娩者可选择阴道分娩，妊娠合并肝衰竭实验室指标恢复正常，也可以选择阴道分娩。而妊娠合并肝衰竭患者经内科综合治疗效果不佳建议行剖宫产终止妊娠。对于每一个病例，都有自己的特点，包括合并的基础疾病，临床诊治实践不可千篇一律，综合救治需要多学科参与完成，才能提高抢救成功率，减少后遗症。妊娠合并乙肝相关肝衰竭预防更为重要，只有避免妊娠期间发生肝炎活动和肝衰竭发生，整个孕期才是安全的。属于免疫乙肝耐受期的患者，孕期加强肝功能和HBV-DNA监测，孕晚期给予母婴阻断，HBV-DNA下降也减少孕晚期肝炎活动风险。世卫组织建议HBV-DNA 530IU/mL（HBsAg阳性）的孕妇从怀孕28周开始接受替诺福韦预防，至少直到分娩，以防止母婴传播HBV。除此之外，所有婴儿都要接种三剂乙肝疫苗。属于免疫清除期的乙肝患者，孕期先完成抗病毒保肝治疗，待肝功能稳定，HBV-DNA检测不到，维持人类妊娠暴露数评定的妊娠B类抗乙肝病毒药物下妊娠，首选高效高耐药屏障的药物治疗，如替诺福韦。如果妊娠前已有肝硬化，对失代偿性肝硬化或肝癌，一般不适合妊娠。代偿性肝硬化建议妊娠前先规范治疗，各肝功能生化凝血指标正常并稳定，高灵敏HBV-DNA检测不到，再考虑妊娠，且妊娠期间全程密切监测。

诊疗反思

根据患者既往乙肝病史，此次妊娠过程中急性发病，住院过程中的临床表现和体征，肝功能生化指标、乙肝抗原抗体系统，乙肝DNA、PTA和其他辅助检查，排除其他肝炎病因，诊断"① 病毒性肝炎，乙型，慢加亚急性肝衰竭（A型）；② 孕3产0孕22^{+1}周剖宫取胎术；③ 肺部感染；④ 肝性脑病；⑤ 二尖瓣、三尖瓣轻度关闭不全；⑥ 子宫多发性肌瘤"明确。经积极综合方案救治、多学科协作，最终病情获得好转，成功抢救该患者。总体治疗方案正确、及时、有效。

患者住院初期HBV-DNA > $1.0×10^8$IU/mL，病毒高复制，积极快速抗病毒是治疗关键之一，考虑不影响胎儿可选用替诺福韦及替比夫定，有研究替诺福韦较二线抗病毒药在短时间内应答更佳[1]，也有研究表明替诺福韦能显著降低HBV-DNA水平，改善CTP和MELD评分，降低慢性乙型肝炎患者ACLF的死亡率。在2周时降低HBV-DNA水平，是一个很好的生存预测指标[2]。入院时可选高效低耐药的药物抗病毒，或许给患者预后更多获益。

核心提示

妊娠合并肝衰竭的治疗强调早期识别、及时转诊、严密监测、及时有效抗病毒和内科综合治疗、人工肝支持系统、多学科协作等综合救治，同时积极防治并发症，适时终止妊娠，以降低孕产妇与围生儿的病死率。

备孕时病情的评估和干预，孕期病情密切检测，及时处理，预防病情发展为肝衰竭是关键。妊娠晚期母婴阻断用药既是预防胎儿和新生儿母婴传播的关键方法，也是预防孕晚期发生肝炎活动重要保障。

（韦贞伟　罗凤）

参考文献

[1] Greenup A J，Tan P K，Nguyen V，et al. Efficacy and safety of tenofovir disoproxil fumarate in pregnancy to prevent perinatal transmission of hepatitis B virus[J]. J Hepatol，2014，61（3）：502-507.

[2] Garg H，Sarin S K，Kumar M，et al. Tenofovir improves the outcome in patients with spontaneous reactivation of hepatitis B presenting as acute-on-chronic liver failure[J]. Hepatology：Official Journal of the American Association for the Study of Liver Diseases，2011，53（3）：774-780.

[3] Mendizabal M，Rowe C，Piñero F，et al. Successful orthotopic liver transplantation and delayed delivery of a healthy newborn in a woman with fulminant hepatic failure during the second trimester of pregnancy[J]. Ann Hepatol，2014，13（2）：288-292.

[4] 韩国荣，许传露. 妊娠期重症肝炎的防治[J]. 中华产科急救电子杂志，2017，6（02）：92-97.

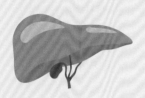

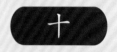

黄疸病因待查1例

黄疸是临床上常见症状与体征，是由于血清内胆红素浓度升高引起巩膜、黏膜、皮肤及其他组织而被染成黄色的临床表现。可导致黄疸的病因有许多，在病变过程凡导致胆红素代谢障碍的都有可能引起黄疸。在临床上黄疸往往并非单一出现，所伴随的临床表现多种多样，有的黄疸程度往往与病情严重程度相一致，有的黄疸较深而自觉症状并不明显，有的可伴有不同程度的乏力、纳差、恶心、呕吐、腹痛、发热、皮肤瘙痒等症状，临床上仅依靠黄疸的表现往往难以作出确诊，多数还需结合临床检验、影像学检查或肝病理、基因检测等才能获得确诊。目前关于与黄疸相关疾病的诊断和鉴别诊断已有一定的诊断流程，按照这些诊断流程能使大多数患者获得明确诊断，但对于一些少见的黄疸相关病变，以常规的流程或检测进行诊断可能还有一定困难，还需要不断累积更多的病例进一步深入认识。本文报道一例罕见的无明显症状的黄疸病例，旨在拓宽临床医生的思路，加深对这一罕见病的认知，减少误诊和漏诊。

病例介绍

患者为32岁男性，因"尿黄，身目黄染2月余"于2022年2月7日入住我院肝病科。患者自述于入院前2月无明显诱因出现尿黄，皮肤巩膜黄染，伴皮肤瘙痒；食欲尚可，无明显乏力、腹痛，无发热、畏寒，无恶心、呕吐，无腹泻、腹胀等症状。发病后自行至药店购买"茵陈、鸡骨草"等中草药治疗后效果不佳（具体用药记述不详），皮肤巩膜黄染及尿黄进行性加重，停用中草药后曾多次在广州市番禺区某医院、中山大学某附属医院门诊就诊，经血液检验、腹部彩超等检查后诊为"黄疸查因、可疑药物性肝炎"等，建议其住院进一步诊治，患者当时未同意住院并要求在门诊治疗，门诊医师予口服丁二磺酸腺苷蛋氨酸、多烯磷脂酰胆碱等治疗，皮肤巩膜黄染及尿黄较前进一步加重，复查肝功能提示胆红素进行性升高（未提供报告单），再一次建议其住院治疗，但患者要求回户籍地治疗，遂于2022年1月31日至2月7日到梧州市某三甲医院住院治疗，诊为"急性肝炎、脂肪肝、高脂血症"，予护肝退黄、增强免疫力等治疗后胆红素仍进行性升高（具体用药不详），建议转我院进一步诊治。遵医嘱于2月7日转我院门诊就诊，当日收住院。自发病以来患者精神、饮食、睡眠尚可，大便正常，小便色黄，体重无明显变化。患者否认有病毒性肝炎病史，否认输血史，否认多个性伴侣，否认长期服药及接触毒物史，否认烟酒嗜好，无食用鱼生史；患者为独生子，家族史无特殊。

体格检查 T 36.3℃、P 52次/分、R 20次/分、BP 117/61mmHg，神志清楚，查体合作，对答切题，皮肤巩膜重度黄染，胸腹部可见散在红色点状皮疹，未见肝掌、蜘蛛痣；心界无扩大，心率52次/分，律齐，无杂音；双肺叩诊清音，未闻及干湿性啰音及胸膜摩擦音；腹部平软，无压痛及反跳痛，肝脾肋下未触及，墨菲征阴性，肝肾区无叩痛，移动性浊音阴性，双下肢无浮肿，四肢肌力、肌张力正常，生理反射存在，病理反射未引出，扑翼样震颤阴性。

实验室及其他检查 患者提供部分外院住院时的辅助检查结果。肝功能：TBIL 264.5μmol/L、DBIL 165.1μmol/L、TBA 373.2μmol/L。凝血功能：凝血酶时间21.3s。戊肝抗体IgM弱阳性。血脂：TG 4.34mmol/L、CHOL 8.08mmol/L、LDL 4.30mmol/L。上腹部CT：考虑脂肪肝。入院后辅助检查结果：HBsAb阳性；HBV-DNA、HCV-RNA低于检测下限；抗HAV-IgM、抗-HCV、抗HEV-IgM、肝吸虫抗体（IgG）均阴性；甲功五项均阴性；肝功能示TBIL 237μmol/L，DBIL 196.9μmol/L，IBIL 76.1μmol/L，ALT 41U/L，AST 42U/L，TBA 363.6μmol/L，ALP 78U/L，GGT 37U/L。腹部彩超符合肝损害超声表现，胆囊炎，脾脏未见占位，胰腺未见异常回声。

初步诊断 1.黄疸查因（急性戊型病毒性肝炎？药物性肝炎？）

2. 非酒精性脂肪性肝炎

3. 高脂血症

鉴别诊断 （1）酒精性脂肪性肝炎 酒精性肝病患者均有长期饮酒史，平均每日酒精摄入量≥40g（女性大于或等于20g）；又或2周内有大量酒精摄入，平均每日≥80g。而该患者为某公司老板的专职司机，因工作的特殊性而无长期大量饮酒史，近期亦无大量酒精摄入，不考虑酒精性脂肪性肝炎。

（2）药物性肝损害 该病发生前常有肝损害药物、保健品、凉茶、化妆品等使用史。患者否认在发病前使用任何药物、保健品、凉茶、化妆品等，考虑药物性肝损害的可能性不大；但发病后曾自行服用中草药治疗，用药后黄疸进行性加深，不排除合并有药物性肝损害。

（3）病毒性肝炎 患者无静脉吸毒、输血、文身等，否认家中有感染HBV、HCV的患者，否认不洁饮食史；外院查戊肝抗体IgM弱阳性，不排除HEV感染的可能；HAV、HBV、HCV、HDV等相关标志物检查均阴性，故HAV、HBV、HCV、HDV感染的可能性不大。

治疗经过 患者入院后暂予还原型谷胱甘肽、异甘草酸镁注射液、丁二磺酸腺苷蛋氨酸注射液、熊去氧胆酸胶囊抗炎保肝。

诊治过程的肝功能生化、凝血功能变化见表10-1，治疗后ALT、AST降至正常；而TBIL、DBIL改善不明显，与临床症状、凝血功能、转氨酶呈现三分离现

表 10-1 诊治过程中肝功能生化、凝血功能的变化

指标	2022年2月7日	2022年2月10日	2022年2月13日	2022年2月17日
TBIL/（μmol/L）	273	244.4	259.9	276.2
DBIL/（μmol/L）	196.9	180.9	192.4	202.7
IBIL/（μmol/L）	76.1	63.5	67.5	73.5
ALT/（U/L）	47	34	30	28
AST/（U/L）	42	30	31	33
TBA/（μmol/L）	363.3	267.8	232.3	198.5
ALP/（U/L）	78	72	72	69
GGT/（U/L）	37	32	29	26
PT/s	13.91	14.69	13.44	15.31

象，考虑属遗传代谢性肝病可能，但患者不同意行肝组织穿刺活检术、遗传代谢性肝病基因检测，建议转上级医院进一步诊治。充分与患者沟通病情后患者表示理解并同意至上级医院进一步诊治。

治疗结果、随访及转归 患者于2月22日至3月7日在中山大学附属第三医院住院治疗。入院后予完善相关检查。血常规+网织红细胞计数：白细胞总数$6.06×10^9$/L，血红蛋白浓度112g/L，平均RBC体积60.8fL，平均血红蛋白量22.2pg，平均血红蛋白浓度365g/L，血小板计数$313×10^9$/L，中性粒细胞百分率0.7170。尿常规：pH 6.0，胆红素（+++），比重1.020，尿胆原3.2μmol/L。大便常规三项（含隐血+转铁）：粪血红蛋白试验阴性，粪转铁蛋白试验阴性。生化：谷草转氨酶34U/L，谷丙转氨酶25U/L，白蛋白39.7g/L，总胆红素240.30μmol/L，直接胆红素189.67μmol/L，间接胆红素50.6μmol/L，谷氨酰转移酶24U/L，总胆汁酸191.9μmol/L，钾3.72mmol/L，尿素5.2mmol/L，肌酐（酶法）83.0μmol/L，尿酸302.7μmol/L，总胆固醇7.05mmol/L，甘油三酯6.01mmol/L，低密度脂蛋白胆固醇4.23mmol/L，磷酸肌酸激酶67U/L，磷酸肌酸同工酶8U/L，乳酸脱氢酶182U/L，淀粉酶42U/L。元素六项：铁12.97μmol/L，锌6.99μmol/L，铜25.5μmol/L。乙肝两对半：乙肝病毒表面抗体阳性（446.7IU/L），乙肝病毒表面抗原阴性（0.659COI）。体液免疫：补体C3 2.56g/L，补体C4 0.36g/L，血清总补体78U/mL，免疫球蛋白M 0.37g/L，C反应蛋白1.3mg/L。红细胞沉降率测定22mm/h。降钙素原检测：0.187ng/mL。G6PD+地贫常规：血红蛋白A94.9%，血红蛋白A 25.1%，红细胞脆性试验54.5%。血清铁蛋白1248.85ng/mL。凝血四项+血浆D-二聚体、甲功七项、血清脂肪酶、G6PD、ANCA（四项）、自身免疫性肝病抗体（12项）、ENA谱14项、铜蓝蛋白、大便肝吸虫计数、血涂片检查、癌胚抗原、甲胎蛋白均未见异常。丙型肝炎抗体、抗-HIV、梅毒两项均未见异常。上腹部MR平扫+增强扫描+MRCP+DWI：① 肝实质异常灌注灶，肝实质铁过载待排；② MRCP未见明确异常。心电图：窦性心动过缓伴不齐。胸部CT平扫：① 左肺上叶实性小结节，考虑良性结节可能性大，建议定期复查（1～2年）；② 双肺上叶肺大疱；③ 主动脉硬化。腹部彩超：肝脏实质回声稍增粗，肝无明显增大或缩小，肝内未见明显占位病变；门静脉、肝静脉血流通畅；慢性胆囊炎声像，胆囊小息肉；肝内外胆管未见扩张，胰腺超声检查未见明显异常；脾稍大，未见腹水；双肾超声检查未见明显异常，双侧输尿管未见明显扩张，膀胱超声检查未见明显异常。行肝组织穿刺活检术后病理示：送检肝穿刺组织小叶结构存在，肝细胞轻度肿胀，部分肝细胞胞浆内可见胆汁淤积伴毛细胆管胆栓形成，部分中央静脉周围肝细胞坏死、脱失；门管区未见明显扩大，少量淋巴细胞浸润，未见典型的界面炎及桥接坏死，小胆管未见增生，个别胆管上皮有轻度变性，未见明显的胆管炎，也未见细胆管反应；胶原纤维未见明显增生；结合免疫组化、特殊染色结果，符合慢性胆汁淤积性肝损伤伴有极少量铁沉积；现有形态不支持胆管梗阻、原发性胆汁性胆管炎等病变，尚不能排除药物性肝病及遗传性病变，请结合临床。免疫组化结果：CK7（部分+），CK19（小胆管+），HBcAg（−），HBsAg（−）。特殊染色结果：铁染色（极少量颗粒状+），铜染色（−），Masson 三色染色（胶原纤维未见明显增生），网状纤维染色（局部网状纤维紊乱），D-PAS（少许+）。

结合临床表现以及相关检查结果，诊断上不排除遗传代谢性肝病（良性复发性肝内胆汁淤积症可能），予外送肝病 *Panel* 基因检查（结果未回）。入院后予腺苷蛋氨酸、熊去氧胆酸、多烯磷脂酰胆碱、茵栀黄颗粒等抗炎保肝治疗。患者皮肤巩膜黄染逐渐减轻，无明显乏力、纳差，无恶心、呕吐，无腹痛、腹胀等不适。2022年3月7日复查生化：谷草转氨酶43U/L，谷丙转氨酶65U/L，白蛋白37.9g/L，总胆红素82.48μmol/L，直接胆红素71.67μmol/L，间接胆红素10.8μmol/L，谷氨酰转移酶23U/L，总胆汁酸81.1μmol/L，钾4.52mmol/L，尿素3.14mmol/L，肌酐（酶法）67.0μmol/L。

因病情好转于3月7日出院，并嘱患者注意肝病 *Panel* 基因检查结果、定期门诊随访。出院后按时服用熊去氧胆酸胶囊、丁二磺酸腺苷蛋氨酸片、考来烯胺散治疗。

2022年3月21日基因检测报告：该样本分析到 *SLC10A1* 基因有1个纯合突变，在800号核苷酸由胞嘧啶C变为胸腺嘧啶T（c.800C＞T）的纯合突变，导致第267号氨基酸由丝氨酸变为苯丙氨酸（p.S267F），临床疾病描述为家族性高胆烷血症-2（FHCA2）。继续在门诊长期服用熊去氧胆酸胶囊、丁二磺酸腺苷蛋氨酸片、考来烯胺散。

讨 论

黄疸按原因分为肝细胞性黄疸、溶血性黄疸、梗阻性黄疸、先天性胆红素代谢障碍性黄疸四大类，本患者主要表现为明显的皮肤巩膜黄染和尿黄，以TBIL、DBIL、TBA升高为主，ALT和AST轻微升高，ALP和GGT正常，自觉症状轻，在排除溶血、胆道梗阻的情况下，曾一度误诊为肝细胞损伤性黄疸，但黄疸的程度及持续存在与肝损害程度并不平行，由此考虑属于先天胆红素代谢障碍性黄疸可能。经肝组织穿刺活检、肝病二代测序Panel基因检测分析，最后确诊为钠离子-牛磺胆酸共转运蛋白（NTCP）缺陷病。

NTCP是一种表达于肝细胞基侧膜的转运蛋白，由定位于染色体14q24.2的基因SLC10A1编码，其主要功能是以钠依赖方式，将结合型胆汁酸从血浆摄取入肝细胞，在胆汁酸肠肝循环中发挥重要作用[1]。关于NTCP的功能已被广泛研究，近年研究较多的是NTCP与HBV的相关性研究，目前已在人类基因检查中发现了多个SLC10A1基因变异，但有关NTCP缺陷病的报道数量是非常有限的。对于NTCP缺陷病只有散发报道，这是一种新发现的罕见遗传代谢性肝病，以往报道的病例均为儿童，而属于成人病例的报道却罕见。人类转运蛋白表达调控机制非常复杂，SLC10A1可有多种变异，但SLC10A1的遗传变异不能解释NTCP缺陷病的个体间差异及其功能，吸烟、饮酒等一些非遗传因素以及内源性代谢物可能对NTCP缺陷病的个体间差异及其功能有重大影响[2]。NTCP缺陷病往往无明显症状，目前考虑为良性疾病的可能性大，许多患者出现短暂的新生儿黄疸，患者之间的血浆总胆汁酸水平存在较大差异，它们可能与潜在的基因突变尚未形成特异的代偿机制有关，需要更长时间的随访来评估这种新发现的胆汁酸转运相关遗传病的长期后果[3]。NTCP缺乏是汉族儿童单纯性高胆汁酸血症的唯一或主要原因，c.800C＞T是主要的遗传变异，该缺陷可能影响胆红素代谢，表现为短暂的新生儿胆汁淤积和（或）持续的轻度结合性高胆红素血症，但没有明确的长期临床数据[4]。对于显著而持续的高胆汁酸血症，且血清总TBA水平与其他肝功能指标的变化趋势不一致时，应考虑NTCP缺陷病的可能[5]。NTCP缺陷病尚无特异性治疗手段，对症支持治疗是主要的治疗方式，一般不需要创伤性检查或治疗。我国有学者对10名NTCP缺陷的成年人进行了全面的医学评估，在5年的随访中发现成人NTCP缺乏病患者常见高胆固醇血症、维生素D缺乏、骨质流失和胆囊异常，建议监测NTCP缺乏病患者的TBA和维生素D水平、骨密度和腹部超声检查[6]。既往的报道中患儿短期临床结局均良好，迄今未见有因NTCP缺陷病致死亡或肝硬化等严重预后的报道。然而不排除高浓度血浆TBA水平、高胆固醇血症、维生素D缺乏、骨质流失和胆囊异常对人体有明显影响的可能，仍需长期随访观察。

诊疗反思

1.如果黄疸的程度及持续存在与肝损害程度不平行，在排除肝细胞性黄疸、溶血性黄疸、梗阻性黄疸的情况下，应考虑属于先天胆红素代谢障碍性黄疸可能，肝组织穿刺活检及相关基因检测有助于明确诊断。

2.NTCP缺乏病为罕见病，多数在儿童期就开始发病，往往无明显症状，但部分患儿早期可表现为婴儿胆汁淤积症，对于显著而持续的高胆汁酸血症，且血清总TBA水平与其他肝功能指标的变化趋势不一致时，应考虑NTCP缺陷病可能。

3.根据IgM抗体弱阳性结果判定为HEV感染可能会导致误诊情况，此时需要复查或进一步的检测，即HEV核酸检测，结合IgG、临床表现等综合判断。

核心提示

1.青壮年发生的不明原因的黄疸，也可能是先天性疾病所致。

2.基因检测是发现和诊断遗传代谢性疾病的重要手段。

（蓝柏钊　钟大明　周甦　莫穆隆　林嘉欣　梁柱石）

参考文献

[1] ANWER M S，STIEGER B. Sodium-dependent bile salt transporters of the SLC10A transporter family: more than solute transporters[J]. Pflugers Arch，2014，466（1）：77-89.

[2] Tremmel R，Nies A T，van Eijck B A C，et al. Hepatic Expression of the Na+-Taurocholate Cotransporting Polypeptide Is Independent from Genetic Variation[J]. Int J Mol Sci，2022，23（13）：7468.

[3] Schneider A L，Köhler H，Röthlisberger B，et al. Sodium taurocholate co-transporting polypeptide deficiency[J]. Clin Res Hepatol Gastroenterol，2022，46（3）：101824.

[4] Yan Y Y，Wang M X，Gong J Y，et al. Abnormal Bilirubin Metabolism in Patients With Sodium Taurocholate Cotransporting Polypeptide Deficiency[J]. J Pediatr Gastroenterol Nutr，2020，71（5）：e138-e141.

[5] 杨峰霞，曾凡森，谭丽梅，等 . 钠牛磺胆酸共转运多肽缺陷病临床特征及 SLC10A1 基因突变分析 [J]. 临床肝胆病杂志，2022，38（03）：613-616.

[6] Yang F，Xu W，Wu L，et al. NTCP Deficiency Affects the Levels of Circulating Bile Acids and Induces Osteoporosis[J]. Front Endocrinol（Lausanne），2022，13：898750.

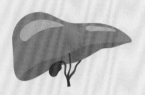

十一

肝上皮样血管内皮瘤合并肺上皮样血管内皮瘤1例

病例介绍

患者为22岁女性，因"检查发现肝占位半月余"于2020年10月30日入住我院。现病史：半个多月前外院体检查腹部超声：肝右叶低回声团，2.5cm×2.5cm（性质待定）；胆、胰、脾、双肾回声未见异常。胸部CT平扫+上腹部CT增强检查提示：① 两肺多发实性结节，转移瘤？错构瘤？请结合临床；② 肝脏多发占位，考虑上皮样血管内皮细胞瘤可能。胸部平片检查未见异常。当时无腹痛、腹胀、腹泻，无恶心、呕吐、纳差、厌油腻，无畏寒、寒战、发热，无呕血、解黑粪，无皮肤巩膜黄染、尿黄，无咳嗽、咳痰，无尿频、尿急、尿痛等不适。既往史：无特殊。

体格检查　皮肤巩膜无黄染，全身浅表淋巴结未触及肿大，肝脾未扪及肿大，肝区无叩痛。

实验室及其他检查　AST 14U/L，ALT 9U/L，AFP 4.91ng/mL。乙肝两对半阴性。HBV-DNA < $5.00×10^2$IU/mL。血常规、CA125、CA19-9、CA15-3、CEA正常。

腹部泌尿系超声：肝不大，表面尚平，肝实质探及数个稍低回声团，较大位于S6，大小约2.6cm×2.1cm，边界尚清晰，类圆形，内回声尚均匀，CDFI内未见明显血流信号。余肝实质回声均匀。肝内血管显示清晰，肝内胆管未见扩张，门静脉透声好。CDFI示门静脉为进肝血流彩色充盈好。结论：肝实质多发稍低回声团，结合病史，良性可能性大；胆、胰、脾、双肾回声未见异常；双侧输尿管未见扩张；双肾上腺区未探及明显肿块。

肝脏超声造影：右叶探及数个稍低回声团，较大位于 S6，大小约 3.0cm×2.4cm。肝局灶性病变：右叶多发，良性可能性大。

肝脏磁共振平扫+增强：肝右叶及肝 S2 多发占位，考虑上皮样血管内皮瘤（多结节型）可能性大（图 11-1）。

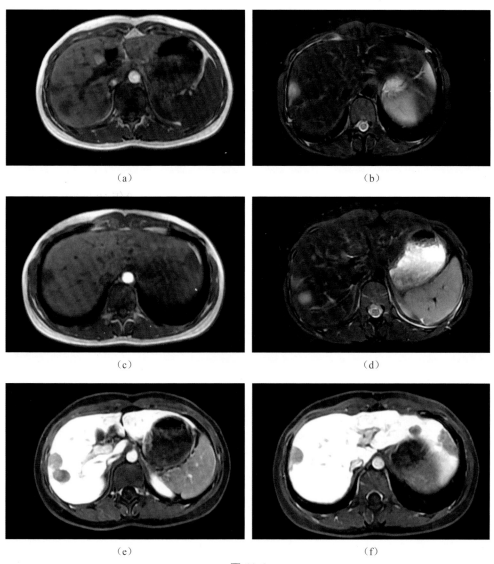

（a）   （b）

（c）   （d）

（e）   （f）

图 11-1

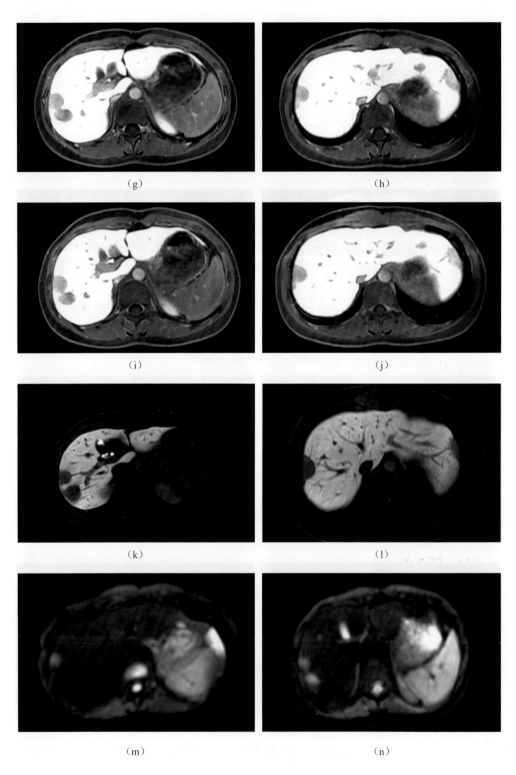

（g）

（h）

（i）

（j）

（k）

（l）

（m）

（n）

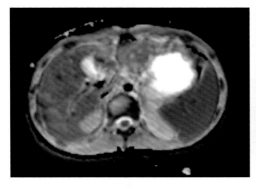
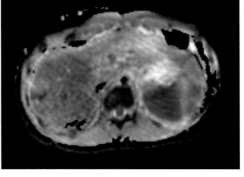

（o）　　　　　　　　　　　　　　　（p）

图 11-1　肝脏磁共振平扫 + 增强

注：（a）～（d）肝右叶近肝外围见数个类圆形长 T1 长 T2 信号灶，边缘清楚，较大者位于肝 S6，大小约 2.7cm×2.5cm×2.3cm，邻近肝被膜病灶部分见被膜凹陷。（e）～（f）增强扫描动脉期强化不明显。（g）～（j）门静脉期及延迟期期病灶呈持续性向中央强化。（k）～（l）肝胆特异期呈低信号，可见"棒棒糖"征。（m）～（p）DWI 高 b 值及 ADC 呈高信号

胸部、颅脑 CT：① 双肺多发实性结节，转移瘤？② 头颅 CT 平扫未见异常。胸部 CT 见图 11-2：双肺纹理紊乱，双肺各叶见多发结节状高密度影，边缘清楚，部分牵连胸膜。入院先后行超声引导下经皮肝内肿块穿刺活检术及经胸腔镜肺楔形切除术。

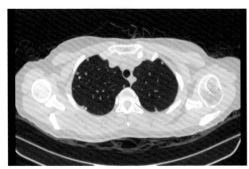
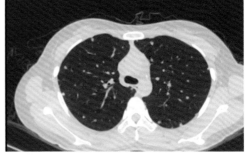

图 11-2　胸部 CT 结果

起初肺部病理结果（图11-3）：肺上叶结节，带缝钉肺组织一块，大8.9cm×2.5 cm×1cm，缝钉长8.9cm，紧邻被膜，紧邻缝钉至距缝钉1cm可见数枚灰白结节，结节直径0.2～0.5cm，结节切面灰白实性质稍硬，余肺组织切面灰红实性质软海绵状。报告结论：（右肺上叶结节）硬化性机化性炎症样结节（淀粉样结

节？），待常规结合免疫组化进一步确定。余肺及缝钉切缘呈慢性炎，可见间质纤维化。特殊染色结果抗酸、PAS、D-PAS 支持上述诊断。

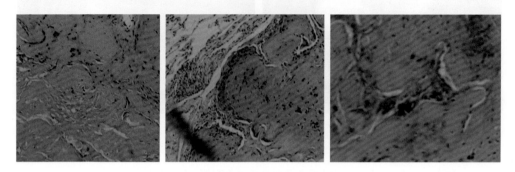

图 11-3　肺部病理结果（起初）

起初肝脏病理结果（图 11-4）：（肝穿）灰白穿刺样组织。报告结论：【组织

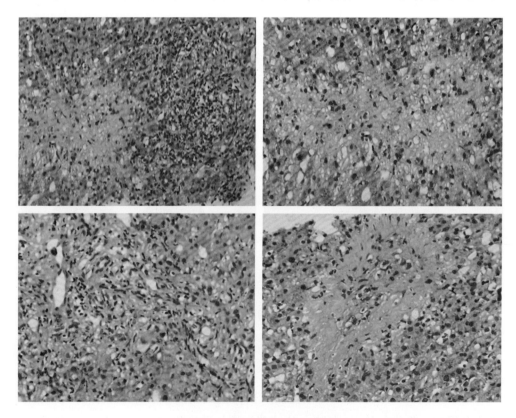

图 11-4　肝脏病理结果（起初）

学】肝穿刺组织，显微镜下见肝小叶结构存在，肝细胞排列整齐，部分区中央静脉消失，周围胶原纤维增生，中央静脉周围部分肝细胞消失。小叶内可见点状坏死，未见碎片状坏死。汇管区增宽，较多纤维组织增生，小叶间胆管无破坏，伴少量淋巴细胞浸润。【特染】银染显示部分区网状支架紊乱，Masson显示少量胶原纤维增生，铁染阴性，铜染阴性，PAS及D-PAS未见异常。【免疫组化】CK（肝细胞+），Ki-67#（+，炎症细胞＜1%），Glypican3（−，未见肝细胞癌），CD34（毛细血管化），HMB-45（−，未见血管源性肿瘤），TTF-1*（−，未见肺肿瘤）。【诊断】慢性肝炎G1S1，ISHAK评分炎症4分，纤维化2分，未见肿瘤。请结合临床进一步诊断。

肺部及肝脏病理结果复核（图11-5）：（免疫病理会诊结果）（右肺上叶结节）玻璃样变性胶原性基质（Masson阳性）中散在或短条索状分布的上皮样内皮细胞。IHC：CD31及CD34显示为内皮细胞肿瘤，CD68及S100阴性，不支持组织细胞及软骨细胞，刚果红单色（−）不支持淀粉样结节。Ki-67:3%～5%及组织学提示低度恶性。病变符合肺上皮样血管内皮瘤（多结节性，0.2～0.5cm），低度恶性。肝穿刺组织：符合肝上皮样血管内皮瘤瘤周肝组织窦性浸润继发性损害，联合HE、CD31及CD31显示有肿瘤肝窦内浸润继发性形态学改变。【结论】①（右上肺）肺上皮样血管内皮瘤，多结节性，低度恶性；②（肝穿刺组织）符合肝上皮样血管内皮瘤瘤周肝组织窦性浸润继发性改变。

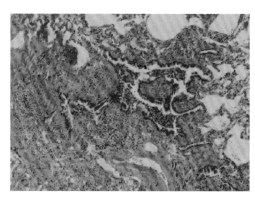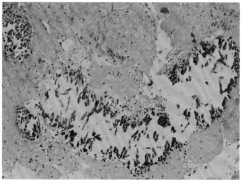

图 11-5

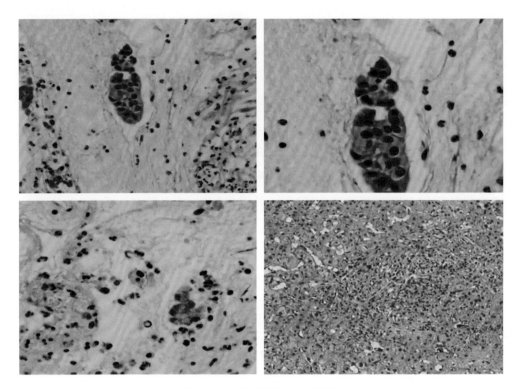

图 11-5　肺部及肝脏病理结果

诊断　1.肝上皮样血管内皮瘤

2.肺上皮样血管内皮瘤

鉴别诊断　（1）肝多发转移瘤　临床常有发热、消瘦等恶病质表现，瘤体在肝内散在分布，位于肝周时肝包膜常局限性突出，一般不会有包膜凹陷征，增强后呈"牛眼征"，但无周边向中心递进强化的特征，无恶性肿瘤病史。

（2）肝血管瘤　平扫低密度灶，密度较均匀，中央无更低密度区，无肝周分布的特点，且不会相互融合，无肝包膜凹陷征。典型的血管瘤增强扫描呈向心性强化，延迟期呈等密度改变。

（3）不典型血管瘤　以增强动脉期边缘结节样强化为特征，或不均匀轻度强化，增强延迟期强化范围有增大，病灶内无正常走行的血管分支。

（4）多结节型肝细胞癌　一般有肝硬化基础，病灶边界不清，动脉血供丰富，增强动脉期明显强化，静脉期强化减低。

（5）肝血管肉瘤　多见于年龄较大的男性，无肝硬化背景，可出现腹痛、饱腹感、体重减轻等不适，常有明显的恶性体征，可有血小板减少，病灶发展迅速，呈进行性增大或充盈，肿瘤易变，常有出血、坏死、囊变，形态多不规则，无包膜凹陷等改变，可出现脾和骨转移。

讨　论

肝上皮样血管内皮瘤是一种罕见的异质性血管肿瘤，具有中低度恶性潜能，恶性程度低于血管肉瘤，由血管内皮细胞或内皮前细胞发展而来[1]。肝上皮样血管内皮瘤可出现在任何年龄，多数为中年，女性多见[2]。

上皮样血管内皮瘤可以出现在身体的任何部位，如肝脏、胸膜、头颈部、淋巴结、软组织、肺、骨、脑、小肠等，几乎涵盖所有组织，其中肝脏、肺和骨骼最常受累，且原发于肝脏的非常少见[3]。

目前该病病因尚不明确，有学者认为可能与口服避孕药、妊娠、感染病毒性肝炎，接触氯乙烯、聚氨酯、石棉、酒精等有毒物质及接受激素治疗等有关[4]。

临床表现多不典型，可产生腹痛、发热、溶血性贫血、恶心、呕吐、厌食、黄疸、体重减轻等非特异性症状，其中较为常见的是在有症状病例中多为右上腹痛，部分患者无特殊不适，在体检时发现[3]。

实验室检查可观察到肿瘤标记物通常是正常的，有时也可出现胆红素、转氨酶、碱性磷酸酶、癌胚抗原升高。

影像学可表现结节型（单发或多发）和弥漫型。多结节者可见多个包膜下肿瘤累及双侧肝叶。在超声下，病变一般为低回声，偶尔可见中心有高回声的"靶眼"表现。在MRI上的两个特征标志是"棒棒糖"征和"条状"征。"棒棒糖"征描述的是门静脉或肝静脉根在病变边缘处逐渐变细或突然终止[5]。"条状"征代表包膜下病变呈线状聚集。且在于结节的外周位置，出现包膜回缩[6]。

病理上可显示上皮样细胞（具有丰富的嗜酸性细胞质和不典型的核）、树突状细胞（星形细胞）和中间细胞（介于先前细胞之间的中间特征），嵌入黏液样间质中。上皮样细胞和树突状细胞可见胞浆内的空泡。这些细胞倾向于沿着血管生长，通常表现为血管内延伸。在免疫组织化学中，肿瘤细胞呈血管内皮细胞标志物CD31、CD34和第Ⅷ因子的阳性染色[7]。大部分的病例含有的特征性WWTR1-

CAMTA1易位，而少数存在YAP1-TFE3易位[8]。

由于该病发病频率低，病情演变不可预测，治疗还没有标准化，治疗方案多种多样。对于单个局限性孤立性病灶，可行单个肝叶切除，但不排除与局部复发或远处转移有关；在多灶性疾病或肝外扩散中，肝移植是一种手段[9]。还有其他疗法，如局部注射（射频、栓塞术和瘤内注射）、干扰素、全身化疗、放疗等，这些治疗方法可以缩小肿瘤大小，但尚未明确可以控制疾病进展[10]。由于血管内皮瘤上皮样细胞可以自发稳定，手术后严重并发症而不能手术者及多灶性病变者，可进行密切监测。

部分肝上皮样血管内皮瘤表现为惰性，可能会自发稳定数年甚至数十年，另一些则表现为侵略性，可在短时间内多处转移[11]。全身情况较差、合并症多及免疫力下降是不良预后因素。

诊疗反思

患者因检查发现肝占位入院，并无特殊不适，外院上腹部CT增强及入院肝脏MRI检查考虑肝上皮样血管内皮瘤可能，为明确肝占位性质行肝肿物穿刺活检，起初病理诊断慢性肝炎，但乙肝DNA、乙肝两对半、肝功能、肿瘤标记物均无异常，且合并有肺部多发结节，考虑以肝炎解释肝脏病变尚不足，遂行肺叶切除活检，结果提示硬化性机化性炎症样结节，考虑淀粉样结节可能，即未完全明确肺部结节性质。最后予肺部及肝脏免疫病理会诊进行病理复核，完善免疫组织化学检查，最终确定诊断"肝上皮样血管内皮瘤、肺上皮样血管内皮瘤"。因此类疾病在临床当中较少见，临床表现、实验室检查特异性较低，在本例疾病的诊治过程中需将病理和影像学检查相结合，特别是当病理检查结果无法完全解释病变时，更需结合典型影像学表现进行进一步检查及综合考虑。目前尚不清楚肝上皮样血管内皮瘤是原发性肿瘤还是转移性肿瘤，且欠缺对本病例的随访，对于行手术切除病灶及刺激肿瘤后是否出现短时间内器官功能障碍或肿瘤迅速转移尚不能明确。

核心提示

1.个别上皮样血管内皮瘤患者无症状，应提高警惕，进一步完善相关检查，了解是否合并其他部位类似病灶，行多部位病理检查。

　　2.当病理检查无法完全解释病变，且与影像学、实验室等检查结果不完全契合时，需行进一步检查及反复对检查结果进行复核，综合进行考虑。

　　3.该疾病发病率低，疾病预后多样，应密切监测，及时采取有效治疗手段。

（廖柏明　栾和　甄秀梅）

参考文献

[1] Antonescu C. Malignant vascular tumors—an update[J]. Mod Pathol，2014，27 Suppl 1：S30-38.

[2] Razik A，Malla S，Goyal A，et al. Unusual Primary Neoplasms of the Adult Liver：Review of Imaging Appearances and Differential Diagnosis[J]. Current Problems in Diagnostic Radiology，2022，51（1）：73-85.

[3] Witte S，Weidema M，Kaal S，et al. The heterogeneity of Epithelioid Hemangioendothelioma（EHE）：A case series and review of the literature with emphasis on treatment options[C] Seminars in Oncology. WB Saunders，2021，48（2）：111-118.

[4] Gurung S，Fu H，Zhang W W，et al. Hepatic epithelioid hemangioendothelioma metastasized to the peritoneum，omentum and mesentery：a case report[J]. International Journal of Clinical and Experimental Pathology，2015，8（5）：5883.

[5] Alomari A I. The lollipop sign：a new cross-sectional sign of hepatic epithelioid hemangioendothelioma[J]. Eur J Radiol，2006，59（3）：460-464.

[6] Gan L，Chang R，Jin H，et al. Typical CT and MRI signs of hepatic epithelioid hemangioendothelioma[J]. Oncol Lett，2016，11（3）：1699-1706.

[7] Madireddy N，Uppin M S，Uppin S G，et al. Hepatic epithelioid hemangioendothelioma—report of three cases of a puzzling tumor[J]. Indian Journal of Pathology and Microbiology，2022，65（2）：429.

[8] Sardaro A，Bardoscia L，Petruzzelli M F，Portaluri M. Epithelioidhemangioendothelioma：anoverviewandupdateonararevasculartumor[J]. OncolRev，2014，8（2）：259.

[9] Giovanardi F，Meo G A，Hassan R，et al. The challenging surgical management of hepatic epithelioid hemangioendothelioma：a narrative review[J]. Chinese Clinical Oncology，2022，11（4）：27-27.

[10] Weitz J，Klimstra D S，Cymes K，et al. Management of primary liver sarcomas[J]. Cancer，2007，109：1391-1396.

[11] Yurkiewicz I R，Zhou M，Ganjoo K N，et al. Management Strategies for Patients With Epithelioid Hemangioendothelioma：Charting an Indolent Disease Course[J]. Am J Clin Oncol，2021，44（8）：419-422.

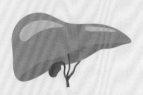

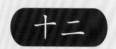

特发性门静脉高压症误诊为
肝硬化1例

特发性门静脉高压症（Idiopathic portal hypertension，IPH）是一种病因未明，以门静脉压增高为主要特征，主要临床表现为门静脉高压、显著脾大伴脾功能亢进，而肝功能基本正常的综合征[1]。IPH临床较少见，且与其他原因所致的肝硬化门静脉高压临床表现相似，临床上容易误诊、漏诊。现将本科近期肝脏活检确诊的1例IPH，结合文献复习报道如下。

病例介绍

患者为31岁男性，因"反复消化道出血20年，发现肝硬化3年余"于2022年6月22日入住我院。患者自诉于20年前开始出现解柏油样便，病初未予重视。2004年因大量呕血在百色某医院检查发现脾大，行脾切除术。2009年因上消化道大出血于东莞某医院行开腹血管套扎术，具体不详。2017年因解黑粪在右江民族医学院附属医院分别行内镜下食管-胃底静脉曲张精准断流手术（ESVD）+硬化剂治疗（EIS）、经颈静脉穿刺肝内门-体静脉分流术（TIPS），术后恢复好后出院。2019年5月再次因解黑粪至右江民族医学院附属医院住院治疗，完善相关检查。考虑诊断"① 肝硬化；② 食管-胃底静脉曲张破裂出血"，当时无皮肤巩膜黄染、尿黄，无厌油腻等不适。于2019年5月23日门体分流道再通术+分流道支架再植入术+食管-胃底静脉栓塞术，术后仍有反复解黑粪，大便成形，次数及便量不等，其后多次至该院行内镜下食管静脉曲张硬化术（EIS）+胃底静脉曲张并出血精准断流术（ESVD）。2022年5月23日上述症状再发，遂再次至右江民族医学院附属医院住院。查胸部+腹部CT：① 肝硬化；门体静脉分流术后、脾脏切除术后改变；门静脉高压，食管下段及胃底静脉曲张；② 肺部、下腹部CT平扫未见明确异常。行胃底-食管静脉套扎术，并予禁食补液、抗感染、抑酸护胃、止血及对症支持处理，病情好转后于5月31日出院。为进一步明确肝硬化病因来我院就诊，门诊收入院。既往史否认肝炎病史；无酗酒史；无特殊用药史；无毒物接触史。

体格检查 T 36.6℃，P 94次/分，R 20次/分，BP 93/60mmHg。神志清楚，贫血面容，皮肤巩膜无黄染，无肝掌及蜘蛛痣；全身浅表淋巴结未扪及肿大，颈静脉无怒张。双肺呼吸音清，未闻及干湿啰音及胸膜摩擦音。心界不大，心律齐，各瓣膜区未闻及杂音。腹部外形正常，全腹柔软，无压痛及反跳痛，腹部未触及包块，肝脏肋下未触及，脾脏肋下未触及。移动性浊音阴性。双下肢无凹陷性水肿。

实验室及其他检查 辅助检查：血常规示白细胞$3.96×10^9$/L，血红蛋白100g/L，PLT $216×10^9$/L。肝功能十六项、乙肝两对半、乙型肝炎病毒DNA、丙肝抗体、自身免疫性肝病自身抗体谱、铜蓝蛋白、肝吸虫酶标、EB病毒核酸、CMV病毒核酸、AFP未见异常。腹部超声示：肝左叶缩小，右叶不大，表面欠平，下缘角钝，肝实质光点增粗、增多，分布欠均；结论：肝弥漫性病变，胆囊壁增厚声像。肝纤维化及脂肪肝无创诊断：CAP值253，肝脏硬度值7.6kPa。上腹部CT（128排）平扫+增强+肝体积测量+血管成像（动脉、门静脉、肝静脉CTA+CTV）检查所见肝脏轮廓欠光整，肝叶圆钝，各叶比例欠协调。结论：① CTA，Michels分型Ⅰ型；脾动脉缺如；② CTV，经颈静脉肝门体分流通道再通术，支架内血栓形成，食管-胃底静脉栓塞术后改变，食管下段-胃底、肝门区、胆囊周围及胰头部静脉曲张，脾静脉缺如，双肾动静脉瘘可能，请结合临床；③ 肝硬化，门静脉高压并侧支循环形成；④ 脾切除术后改变；⑤ 肝内胆管扩张，请结合临床；⑥ 全肝体积，实际全肝体积994cm³。根据上述资料综合分析，患者有门静脉高压、反复消化道出血、腹部CT提示肝硬化，因此判断失代偿期肝硬化的可能性较大，但肝功能结果不支持此诊断，门静脉高压的原因不明。为进一步明确诊断入院后行超声引导下经皮肝穿刺活检术。术后病理（图12-1）示：【组织学】送检肝穿组织，肝小叶结构存在，肝细胞排列整齐，大部分肝细胞轻度水肿变性，偶见点状坏死，未见碎片状坏死。汇管区纤维组织轻度增生，主要分布在小叶间静脉周围。散在淋巴细胞浸润。【特殊染色】银染示网状支架存在，Masson示胶原纤维轻度增生，铁（−），铜（−），PAS及D-PAS未见异常。【免疫组化】Glypican-3（−），CD34（−），CK19及CK7（−），HBsAg（−）、HBcAg（−）。【诊断】慢性炎G1S1，ISHAK评分炎症3分，纤维化2分。未见肝硬化。符合特发性门静脉高压症（IPH）病理诊断标准，据此明确诊断为特发性门静脉高压症。

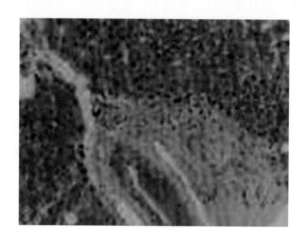

图 12-1　术后病理

讨　论

特发性门静脉高压是指不明原因的以门静脉高压症为主要表现的一组疾病[1]。IPH的发病机制暂不明确，目前认为其病因可能与慢性感染、接触有毒物质和细胞毒性药物、免疫异常、血栓形成倾向、遗传因素、微量元素缺乏以及淋巴循环异常等因素有关[8,9]。

该病最常见的临床表现是静脉曲张出血，但大多患者肝功能良好，对出血的耐受性较好，如控制出血，较少导致死亡，因此不同于肝硬化患者。超过95%的IPH患者有脾大体征，巨脾可引起腹胀、腹痛[10]。约50%患者出现腹水，但一般较轻，大多通过利尿治疗即可控制[11]。另外门静脉血栓形成也很常见。然而部分患者随着疾病进展，最终可发展为肝硬化。此外，7%～8% IPH患者可发生肝性脑病[12]，且多有诱因。出现肝肺综合征、肝肺高压以及肝细胞癌者少见。

病理诊断对于确诊IPH具有重要意义，主要表现为肝板排列正常，很少见假小叶形成和肝细胞坏死、门静脉狭窄甚至闭塞、分支广泛硬化、门静脉周围纤维化，可见血栓形成，门静脉不规则或显著扩张，肝窦扩张，窦周纤维化，肝实质萎缩及结节再生性增生[8,13]。目前，对于IPH的诊断标准尚有争议，2015年欧洲肝病学会肝脏血管病临床实践指南[14]推荐诊断标准为：① 有门静脉高压的临床表现；② 肝活组织检查排除肝硬化；③ 排除引起肝硬化或非肝硬化门静脉高压的其他肝脏疾病；④ 排除引起非肝硬化门静脉高压的常见疾病，如先天性肝纤维化、结节病以及血吸虫病；⑤ 多普勒超声或CT检查证实门静脉和肝静脉通畅。以上5点全部符合才可以诊断为IPH。2017年日本IPH研究组提出的门静脉血流动力学异常相关诊治指南[15]认为：由于IPH是一种综合征且在不同疾病阶段发病机制不同，因此诊断时应该综合分析实验室、影像学和病理学检查结果，肝组织病理学结果有助于明确诊断。

对于IPH的治疗，主要是针对门静脉高压相关的并发症，降低门静脉压力，控制和预防上消化道静脉曲张破裂出血。内镜治疗急性曲张静脉出血的成功率为95%，且IPH患者接受内镜治疗能够降低其曲张静脉再出血的风险[13]。非选择性β受体阻滞剂在预防肝硬化出血方面具有良好效果，但对于IPH的治疗，目前尚缺乏有效性的数据，可酌情应用。应用内镜、血管活性药物、β受体阻滞剂治疗后出血仍然不能控制且肝功能好者，应考虑行经颈静脉肝内门体分流术。合并严重脾功能亢进或使用上述方法治疗后效果欠佳者可采用脾切除联合门奇静脉断流术或门体分流术。当肝功能较差或者出现肝衰竭时应考虑行肝移植。IPH只要成功控制其并发症，总体预后良好，但确诊时已有腹水形成、肝性脑病或肝功能失代偿者预后不良。

总之，特发性门静脉高压症临床较少见，且与其他原因所致的肝硬化门静脉高压临床表现相似，临床上容易误诊、漏诊。对临床中出现不明原因的消化道出血、脾脏增大、腹水患者，应考虑到IPH的可能。在难以确诊时，需积极创造条件肝穿排除肝硬化的可能，减少误诊的发生。对其治疗目前尚无标准方案，需进一步探索。

诊疗反思

患者以反复食管-胃底静脉曲张破裂出血为主要临床表现，一度误诊为肝硬化。食管-胃底静脉曲张是由各种原因导致的门静脉高压、血流阻力增加而形成的门体侧支循环代偿性开放的表现之一，其最常见原因是肝硬化引起的门静脉高压。除此之外，IPH、非肝硬化门静脉血栓形成、布加综合征等也是导致门静脉高压食管-胃底静脉曲张的原因。IPH是一种以门静脉高压相关表现为主，肝功能正常，不伴肝静脉或门静脉梗阻的罕见疾病，其诊断依据除了上述临床表现外，还有赖于肝活体组织检查[1]。由于其临床表现与肝炎肝硬化门静脉高压相似，所以临床上初诊误诊为肝硬化的概率高。该患者有食管-胃底静脉曲张破裂出血、脾脏增大、贫血、门静脉高压的临床表现，故诊断首先考虑肝硬化。但临床上诊断肝硬化要依据肝功能减退和门静脉高压同时存在的证据，该患者肝功能正常，仅存在门静脉高压，并无肝功能减退的表现。且症状、体征及静脉血管CT结果，基本排除了心源性、静脉栓塞及肿物压迫引起门静脉高压，进而导致食管-胃底静脉曲张出血的可能。结合肝组织穿刺活检：未见肝内明显炎症活动及肝硬化表现，汇管区纤维组织轻度增生。根据亚太肝病研究学会（the Asian Pacific Association for the Study of the Liver，APASL）诊断标准[1]，确诊特发性门静脉高压。本例患者可能由于病史较长，门静脉高压较重反复消化道出血，且影像学检查可见肝脏轮廓欠光整，肝叶圆钝，各叶比例欠协调，疑似肝硬化，但病理检查却无肝硬化表现，因此当肝脏出现形态学改变，结合门静脉高压表现，临床上易误诊为肝硬化，此时需要结合病理明确诊断。

本例患者既往误诊的主要原因可能为：① 思维定势，先入为主。门静脉高压症多数为肝硬化引起，许多医师已经习以为常，甚至把食管-胃底静脉曲张直接与肝硬化挂钩，遗漏了其中的辩证过程；② 影像学上，部分肝硬化假小叶结节不典型，进展IPH也可有肝萎缩的表现，而影像科医师在进行影像学诊断时往往结合临床表现，在没有病理结果证实的情况下易被诊断为肝硬化；③ 由于IPH患病率较低，在国内报道不多，且在临床上不够重视，导致临床医师对该疾病认识不足，经验欠缺；④ 诊断IPH前需排除其他常见引起门静脉高压疾病，需要借助较多辅助检查，确诊需要肝脏穿刺活检，故在诊断上带来了阻力[2~8]。

核心提示

1.特发性门静脉高压症临床较少见，且与其他原因所致的肝硬化门静脉高压临床表现相似，临床上容易误诊、漏诊。

2.对临床中出现不明原因的消化道出血、脾脏增大、腹水患者，应考虑到IPH的可能。在难以确诊时，需积极创造条件肝穿排除肝硬化的可能，减少误诊的发生。

3.临床医师应重视疾病诊治过程中的病史采集、体查及鉴别诊断，注意避免思维定势、轻易满足肝硬化诊断。

4.对IPH治疗目前尚无标准方案，需进一步探索。

（张鹭　甄秀梅　廖柏明）

参考文献

[1] Sarin S K，Kumar A，Chawla Y K，et al. Noncirrhotic portal fibrosis/idiopathic portal hypertension：APASL recommendations for diagnosis and treatment [J]. Hepatol Int，2007，1（3）：398-413.

[2] 兰孟东，王笑梅，石晓燕，等.特发性门脉高压症的临床病理学特点[J].胃肠病学和肝病学杂志，2008，17（1）：65-68.

[3] Nakanuma Y，Tsun Eyama K，Ohbu M，et al. Pathology and pathogenesis of idiopathic portalhypertension with an emphasis on the liver [J]. Pathol Res Pract，2001，197（2）：65-76.

[4] Sarin S K，Kumar A，Chawia W K，et al. Noncirrhotic portal fibrosis idiopathic portal hypertension：APASL recommendations for diagnosis and treatment [J]. Hepatol Int，2007，1（3）：398-413.

[5] 王曙照，刘钊，于红卫，等.特发性门脉高压症误诊为肝硬化临床分析[J].中国误诊学杂志，2011，11（29）：7065-7066.

[6] Dabritz J，Worth J，Matema U，et al. Life-threatening hypersplenism due to idiopathic portal hypertension in early childhood：case reportand review of the literature [J]. BMC Gastroenterol，2010，10：122.

[7] Khanna R，Sarin S K. Non-cirrhotic portal hypertension diagnosis and management [J]. J Hepatol，2014，60（2）：421-441.

[8] 韩麦，徐伟民，马安林.特发性门脉高压的诊断和临床处理[J].中国肝脏病杂志（电子版），2016，8（2）：1-4.

[9] 杨梅，牛海艳，丁玉平，等. 特发性门静脉高压1例报告并文献复习 [J]. 临床肝胆病杂志，2017，33（12）：2392-2394.

[10] Schouten J N，Verheij J，Seijo S. Idiopathic non-cirrhotic portal hypertension：A review[J]. Orphanet J Rare Dis，2015，10：67.

[11] 刘海博，张博静，吕勇，等. 特发性非肝硬化门静脉高压症的研究进展 [J]. 临床肝胆病杂志，2017，33（2）：348-353.

[12] Rigio O，Gioia S，Pentassuglio I，et al. Idiopathic noncirrhotic portal heypertensio：current perspectives [J]. HepatMed，2016，8：81-88.

[13] 马雪梅，任辉，金波，等. 21例特发性门脉高压临床及病理特点分析[J]. 传染病信息，2017，30（3）：168-171.

[14] Europea Asscociaton for the study of the Liver. EASL clinical practice guidelines：Vascular diseases of the liver[J]. J Hepatol，2016，64（1）：179-202.

[15] Moriyasu F，Furuichi Y，Tanaka A，et al. Diagnosis and treatment guidelines for aberrant portal hemodynamics[J]. Hepatol Res，2017，47（5）：373-386.

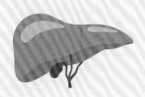

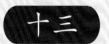

艾滋病合并AIH-PBC重叠
综合征1例

艾滋病即获得性免疫缺陷综合征（acquired immunodeficiency syndrome，AIDS），其病原体为人类免疫缺陷病毒（human immunodeficiency virus，HIV），亦称艾滋病病毒[1]。可使人体的免疫功能产生缺陷，从而易引起细菌、真菌、病毒等感染。本病常有许多并发症，大都是全身的感染或者肿瘤。但合并重叠综合征即自身免疫性肝炎（AIH）和原发性胆汁性胆管炎（PBC）重叠的报道少之又少。本文报道一例艾滋病合并AIH-PBC重叠综合征的病例，旨在拓宽临床医生的思路，加深对这一罕见病例的认知，减少误诊和漏诊。

病例介绍

患者为31岁女性，因"发现肝功能异常1年余，纳差、身目黄染2月余"于2020年7月24日入住我院。患者自述于2019年1月体检时发现转氨酶升高（具体不详），当时无乏力、纳差、黄染，无腹痛、腹泻、腹胀，无口干、皮疹、光过敏、关节疼痛，未予特殊处理。期间分别于2020年3月、2020年4月复查肝功能均提示转氨酶升高，胆红素不高（具体不详），乙肝两对半示HBsAb阳性，未予重视。2020年5月无明显诱因下出现全身乏力、纳差、厌油腻感，逐渐出现全身皮肤巩膜黄染、尿黄，伴解黄色稀烂便，约3次/天，偶有口干、眼干及皮肤干燥，无头晕、头痛，无胸闷、心悸、呼吸困难，无皮肤瘀点、瘀斑、皮疹，无关节肿痛、光过敏等不适。遂至我院门诊就诊，查血常规：WBC 4.49×10⁹/L，RBC 3.90×10¹²/L，HGB 112.20g/L，PLT 347.40×10⁹/L。肝功能：TBIL 166.8μmol/L，DBIL 98.2μmol/L，IBIL 68.6μmol/L，TP 95.5g/L，GLO 54.0g/L，A/G 0.8，GGT 1601U/L，TBA 189.1μmol/L，AST 961U/L，ALT 880U/L，ALP 639U/L，PA 94.9mg/L。凝血功能、乙型肝炎病毒DNA、丁型肝炎抗体IgM、丙型肝炎抗体、丙型肝炎病毒RNA、戊肝抗体、AFP、CEA、CA19-9等未见明显异常。患者发病以来近2月体重下降3kg。患者有"头孢"过敏史，2010年因"甲状腺肿大"在外院行"甲状腺手术"，具体手术不详。否认肝炎病史，否认输血史，否认多个性伴侣，否认长期服药及接触毒物史，否认烟酒嗜好。月经史、家族史无特殊。

体格检查 T 36.4℃，P 102次/分，R 20次/分，BP 100/78mmHg，体重53kg。神志清楚，肝病面容，皮肤、巩膜中度黄染，全身浅表淋巴结未扪及肿大，颈静脉无怒张。双肺呼吸音清，未闻及干湿啰音及胸膜摩擦音。心界不大，心律齐，各瓣膜区未闻及杂音。全腹柔软，无压痛及反跳痛，腹部未触及包块，肝、脾肋下未触及，移动性浊音阴性。双下肢无水肿。神经系统查体未见明显异常。

实验室及其他检查 血常规：WBC 3.97×10⁹/L，RBC 3.68×10¹²/L，HGB 108.10g/L，PLT 329.30×10⁹/L，中性粒细胞百分比0.301，淋巴细胞百分比0.384。尿常规：白细胞+1cell/μL，胆红素+1μmol/L。肝功能：TBIL 177.4μmol/L，DBIL 94.4μmol/L，IBIL 83.0μmol/L，TP 89.8g/L，ALB 36.3g/L，GLO 53.5g/L，A/G 0.7，GGT 1398U/L，TBA 201.6μmol/L，AST 684U/L，ALT 587U/L，ALP 546U/L，PA 88.4mg/L。甲功：TSH 6.82mIU/L。ESR 76mm。补体C3 1.928g/L。免疫球蛋白：IgG 32.97g/L，IgA 6.47g/L，IgM 2.93g/L。血清蛋白电泳：白蛋白44.30%，α2-球蛋白6.90%，β2-球蛋白7.40%，γ-球蛋白33.40%。7月27日自身免疫性肝病自身抗体谱：ANA弱阳性（±），核仁型（1：100），胞浆纤维型（1：100），AMA阴性，SMA阴性，余项均为阴性。乙肝两对半示HBsAb阳性，余均为阴性。异常凝血酶原：329.80mAU/mL。大便常规+隐血、大便培养、大便找寄生虫（卵）、肾功能、电解质、超敏C反应蛋白、补体C4、类风湿因子、抗链球菌溶血素O、铜、铜蓝蛋白、24小时尿铜、血清免疫固定电泳、巨细胞病毒抗体IgM、EB病毒检查未见异常。心电图、心脏彩超、腰椎+股骨颈骨密度测定未见明显异常。胸部CT平扫：右肺上叶后段、下叶前基底段实性小结节，炎性结节？建议年度复查；左肺上叶下舌段、下叶后基底段陈旧性病变。7月29日行胃镜示慢性浅表性胃窦炎。于7月31日行肝脏穿刺术，病理诊断：慢性肝炎G2S2，ISHAK评分炎症6分，纤维化2分。进一步检查排除有无：① 药物或毒物接触史；② 自身免疫性肝炎（图13-1）。腹部CT平扫及增强未见异常。胆道MRI平扫+水成像：肝门区淋巴结轻度增大；肝胆、胆道MR平扫+MRCP未见异常（图13-2）。患者于8月4日出现发热，伴畏寒、干咳，体温最高40℃，复查血常规未见明显异常，肝功能示胆红素较前升高，GM试验1.213。ESR 88mm。PCT 0.334ng/mL，补体C3 1.552g/L，补体C4 0.302g/L；免疫球蛋白：IgG 33.65g/L，IgA 8.07g/L，IgM 2.29g/L。8月9日痰培养出白色念珠菌，查体示口腔黏膜可见白色斑点。8月10日人免疫缺陷病毒抗体定量待复查，8月10日复查抗核抗体谱3项：ANA弱阳性（±），波形蛋白型（1：100）。8月6日复查胸部CT示：① 双肺炎症（部分慢性），与2020年7月24日胸部CT对比，左肺下叶后基底段炎性病变较前增多，新见右肺中叶内侧段及下叶后基底段炎性病变；② 右肺上叶后段、下叶前基底段炎性结节，建议年度复查。外送康圣达血液NGS病原宏基因检测：克雷伯菌属。外送金域医学检验中心自身免疫性肝病自身抗体谱（−）。血培养（8月5日、8月9日）、尿培养、大便培养、骨髓细胞学、骨髓培养、结核抗体、血液找疟原虫、呼吸道感染病原体、G试验、梅毒、血清免疫固定电泳、抗核提取物抗体ENA、超敏C反应蛋白、IgG4等未见明显异常。

肝脏病理检查（图13-1）结果：【组织学】肝小叶结构存在，肝细胞排列整齐，部分肝细胞内可见淤胆，肝细胞普遍水肿，可见点状坏死及碎片状坏死，汇管区较多纤维组织增生，伴较多量淋巴细胞及中性粒细胞浸润。【免疫组化】HBsAg

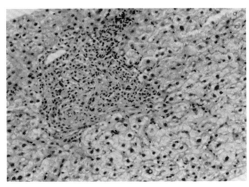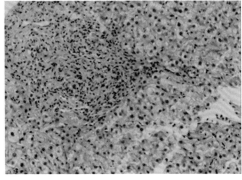

图 13-1　肝脏病理结果

（—），HBcAg（—），CK7及CK19显示小叶间胆管增生，Glypican-3（—），CD34（—），IgG4（—）。【特染】银染显示网状支架存在，masson显示汇管区较多胶原纤维增生，铁染阴性，铜染阴性，PAS及D-PAS未见异常。【诊断】慢性肝炎G2S2，ISHAK评分炎症6分，纤维化2分。建议临床进一步检查有否：① 药物或毒物接触史；② 自身免疫性肝炎。

胆道MRI平扫+水成像结果（图13-2）：肝脏轮廓光整，形态、大小未见异常，肝实质内未见异常信号。肝门结构清晰。胆道系统无扩张，胆囊、胰腺、脾脏形态、大小及信号未见异常。肝门区见轻度增大淋巴结，较大直径约1.2cm；腹主动脉旁未见肿大淋巴结，腹腔未见积液。MRCP：胆总管及左右肝管、肝内胆管未见扩张，边缘光整，腔内未见异常信号影。胰管未见扩张，胆囊不大，内未见异常信号。

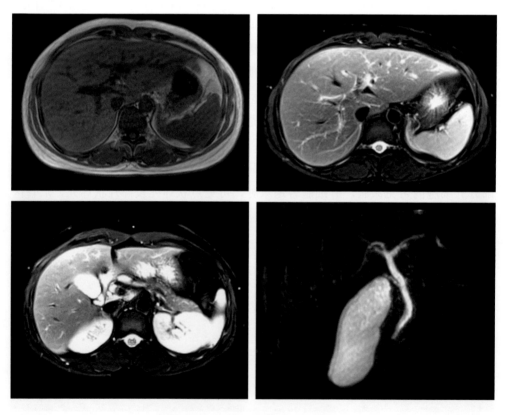

图 13-2　胆道 MRI 平扫 + 水成像

诊断 1.发热待查

2.自身免疫性肝炎

3.肺炎

4.口腔白念珠菌感染

5.克雷伯杆菌感染

治疗 患者入院后予熊去氧胆酸0.25g tid（28/7～18/8）、舒普深2g q12h（8/8～17/8）、莫西沙星0.4g qd（13/8～17/8）、制霉菌素口服+含漱（9/8～14/8）、卡泊芬净0.05 qd（14/8～17/8）抗感染、护肝、退黄治疗。患者于8月15日后无再发热，因HIV抗体确证监测：阳性，T细胞亚群：淋巴细胞计数765个/μL，CD4$^+$T淋巴细胞计数：61个/μL，CD8$^+$T淋巴细胞计数：702个/μL，CD4$^+$/CD8$^+$ 0.09。于8月17日转入感染性疾病科，8月20日复查抗核抗体谱：ANA弱阳性（±），核仁型（1∶100），胞浆纤维型（1∶100），波形蛋白型。肝纤维化及脂肪肝无创诊断检查未见明显异常。考虑诊断：① 获得性免疫缺陷综合征，口腔白色念珠菌感染；② 败血症（克雷伯杆菌）；③ 重叠综合征（自身免疫性肝炎和原发性胆汁性胆管炎重叠）；④ 肺炎；⑤ 慢性浅表性胃窦炎。予氟康唑0.3g qd（18/8～25/8）抗真菌、复方磺胺甲噁唑1片 qd（18/8～25/8）预防PCP感染、熊去氧胆酸0.25g tid（18/8～25/8）、护肝退黄治疗。于8月20日开始行HARRT（富马酸替诺福韦二吡呋酯片0.3g qn+拉米夫定0.3g qn+依非韦伦0.4g qn）。

治疗结果、随访及转归 复查肝功能示胆红素、转氨酶较前下降明显，肝功能恢复可，因患者GGT、ALP升高明显，暂不予激素、免疫抑制剂治疗自身免疫性肝炎，出院继续口服熊去氧胆酸、HARRT治疗。出院后门诊随访1个月，患者复查肝功能较前明显下降，免疫蛋白三项较前稍下降（图13-3）。

讨 论

目前尚未有报道AIDS合并重叠综合征（自身免疫性肝炎和原发性胆汁性胆管炎重叠）的病例。肝功能损害是HIV感染者第二大死亡因素，研究发现HIV/AIDS发生肝功能损害的常见原因有以下几种：① 合并HBV、HCV等多重病毒感染；② 继发肝脏机会性感染、肝脏肿瘤；③ HARRT、抗感染等药物引起肝损伤；④ 其他肝病：酒精相关性肝病、非酒精性脂肪肝、肝血管疾病、自身免疫性

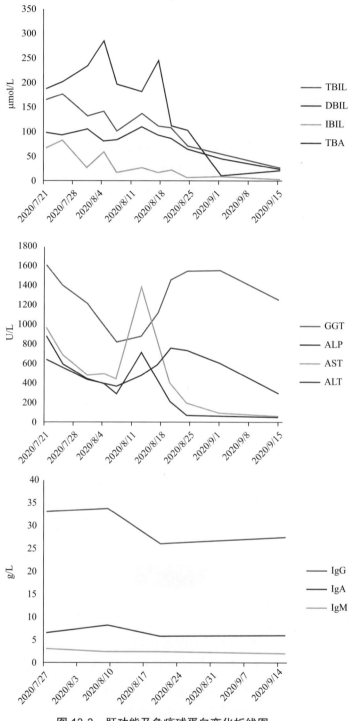

图 13-3　肝功能及免疫球蛋白变化折线图

肝病等[1,2]。HIV/AIDS肝脏疾病的发生机制包括氧化应激、线粒体损伤、脂肪毒性、免疫介导损伤、细胞毒性、毒性代谢物积累、肠道微生物易位、全身炎症、衰老和结节性再生增生等，可能最大程度上取决于免疫系统的功能。有研究数据表明，控制不良的HIV感染是肝损伤最终肝纤维化的独立危险因素[3]。因HIV感染大量消耗CD4$^+$T细胞，导致机体细胞免疫缺陷，免疫力明显下降，易出现多重感染，因此，在HIV诊治期间需密切监测肝功能、T细胞亚群、筛查有无合并HBV、HCV、EB、CMV等嗜肝病毒感染、腹部超声、肝纤维化无创检查，必要时行肝组织活检，尽量选择肝毒性较小的药物治疗。法国一项大型多中心研究发现，HIV感染和自身免疫性疾病均与免疫功能障碍有关，且HIV感染者在HARRT治疗得到免疫病毒学控制后，更易出现自身免疫性疾病[4]。同时也有研究提出了HIV与自身免疫表现分期：第Ⅰ期是急性HIV感染，免疫系统完好，可能会发生自身免疫性疾病；第Ⅱ期、第Ⅲ期分别是艾滋病前期及艾滋病期，因CD4$^+$T细胞计数低下及免疫抑制，未发现自身免疫性疾病；第Ⅳ期是经过HAART治疗后免疫力恢复期，自身免疫性疾病出现复燃。这一分期有助于识别自身免疫疾病的类型和建立正确的治疗方法[5]。

自身免疫性肝病主要包括自身免疫性肝炎（AIH）、原发性胆汁性胆管炎（PBC）、原发性硬化性胆管炎（PSC）等，其发病机制尚不清楚，诊断主要依靠血清生化、免疫学、组织学等。AIH以转氨酶及IgG升高、ANA或SMA抗体阳性、组织学示界面性肝炎、淋巴细胞浸润等为主要特点，常用治疗方案为糖皮质激素单用或联合使用硫唑嘌呤等免疫抑制剂。PBC是AMA阳性的肝内胆汁淤积性的小胆管炎，主要治疗方案为熊去氧胆酸（UDCA）。PSC是肝内外大胆管炎，胆道造影或MRCP示胆管狭窄、梗阻，典型的组织学为"洋葱皮样"纤维化，最终可发展成肝硬化或肝衰竭，需肝移植治疗[6～8]。重叠综合征是指AIH-PBC，AIH-PSC，PBC-PSC，AIH-PBC-PSC，自身免疫性胆管炎（AIC），自身免疫性硬化性胆管炎（ASC）等，其中AIH-PBC较为常见，可出现皮肤瘙痒、黄疸、腹痛等症状。AIH-PBC重叠综合征的诊断需满足巴黎标准，AIH诊断标准：① ALT ≥ 5×ULN；② IgG ≥ 2×ULN或SMA阳性；③ 肝组织病理示中重度界面性肝炎。PBC诊断标准：① ALP ≥ 2×ULN或GGT ≥ 5×ULN；② AMA阳性；③ 肝组织病理示汇管区胆管损伤[9]。对于中国AIH-PBC重叠综合征患者，虽然巴黎标准特异性高至100%，但敏感性低（20.0%），而简化标准诊断的敏感性和特异性均高（90.0%和

98.2%），即简化后的标准可能更加适用[10]。

目前还没有HIV患者AIH的治疗指南，国外的系统综述分析了HIV合并AIH患者的临床特征及用药，建议对HIV/AIDS患者除了正规HARRT治疗外可使用类固醇作为单一疗法或联合以硫唑嘌呤为主的其他免疫抑制剂治疗AIH，可能有较好的获益[11,12]。有病例报道对比单用糖皮质激素与糖皮质激素联合硫唑嘌呤治疗HIV合并AIH效果，患者症状都得到了缓解，也就说明HIV感染的AIH患者应使用皮质类固醇治疗，而联合或不联合免疫抑制剂的疗效需进一步评估[13]。AIH标准的免疫抑制疗法（类固醇和硫唑嘌呤）在免疫缺陷的HIV患者中是高风险的，只有2例HIV感染的AIH患者仅使用HAART治疗后症状好转，因HAART的启动可能与AIH的重新启动有关，在HAART治疗启动后的免疫重建阶段，通过失去外周耐受性和自身反应性来揭示AIH，即多数AIH发生在HARRT治疗病毒控制良好的情况下。因此，尽早使用标准的免疫抑制疗法可使患者较快得到缓解[14,15]。

关于自身免疫性肝病重叠综合征的治疗意见尚未统一，最新的Meta分析数据表明UDCA、免疫抑制剂或两者联合作为自身免疫性肝病重叠综合征的一线治疗方法，因所研究例数较少，代表性欠佳，这些方案的优胜性还有待进一步研究[16]。相反，有研究发现AIH-PBC患者使用UDCA联合糖皮质激素治疗有益，但应个体化，决定治疗方案时应评估转氨酶变化和肝细胞坏死的组织学情况，如高ALP、ASMA阴性和gp210阳性等PBC参数预示着对类固醇的不良反应，此时不建议使用类固醇[17,18]。更有研究表明伴或不伴AIH特征的PBC患者单予UDCA治疗2年后，其疾病的生化和免疫标志物均有所改善，说明AIH可能对UDCA有短暂的反应[19]。以上研究数据表明，是否使用激素或联合免疫抑制剂治疗应个体化，视病情及时调整治疗方案。

该病例患者以纳差、黄疸、肝功能损害为主要表现，检查过程中发现HIV阳性，CD4$^+$T细胞明显减少，否认冶游史、输血史、静脉药瘾史，住院期间出现发热，完善病原学检查考虑AIDS合并细菌、真菌感染，予抗感染后好转，立即启动HARRT（TDF+3TC+EFV）治疗。患者肝功能损害，筛查HBV、HCV、EB、CMV等病毒阴性，胆红素以直接胆红素升高为主，多次查ALT ≥ 5×ULN，IgG ≥ 2×ULN，ANA弱阳性，肝组织学示肝细胞点状坏死及碎片状坏死，淋巴细胞浸润，简化诊断标准6分，诊断自身免疫性肝炎（AIH）可能；因患者

ALP≥2×ULN、GGT≥5×ULN，MRCP未见胆道狭窄，肝组织病理示部分肝细胞内可见淤胆，小叶间胆管增生，汇管区胶原纤维增生，但AMA阴性，综上，诊断AIH-PBC重叠综合征可能性大。考虑患者为未婚未孕女性，长期使用激素及免疫抑制剂治疗AIH的不良反应较多，现患者予熊去氧胆酸、护肝治疗后，多次复查肝功能示胆红素、转氨酶均呈下降趋势，暂未予激素及免疫抑制剂治疗AIH。因患者CD4⁺T细胞明显减少，免疫缺陷，予HARRT治疗过程中会出现免疫重建，有诱发加重AIH可能，或HARRT药物治疗引起肝损害加重，患者应该动态复查肝功能、免疫球蛋白、自身抗体谱、T细胞亚群，必要时加用激素或联合免疫抑制剂治疗AIH。

目前在AIH-PBC重叠综合征的治疗中使用UDCA时是否联合糖皮质激素或免疫抑制剂尚无明确定论，而在HIV感染的基础上使用免疫抑制疗法治疗AIH-PBC更是无法评估，需进一步研究。

诊疗反思

患者以肝功能损伤起病，后出现发热，进一步排除感染病原，发现HIV感染。诊断中AIH和PBC的诊断尽管满足部分标准，但也应思考一些问题，如HIV是否引起自身免疫？该自身免疫的诊断并非典型的AIH界面炎，而是部分中性粒细胞浸润的类似药物、毒物或感染相关的中毒性肝炎；PBC的诊断以ALP、GGT升高为主，伴有小胆管的破坏，通常由免疫损伤引起，也可以继发于自身免疫反应，原发或继发的自身免疫临床较难鉴别，需要药物治疗后进一步根据疗效判定。治疗方面，围绕HAART治疗，患者疗效较好。但AIH的疗效情况，尚不明确，需要随访确定，如无AIH的改变，则该例患者可能更加考虑由HIV所引起的AIH样肝炎。

核心提示

1.HIV合并AIH-PBC极其少见。后者是前者继发还是单独发病，因目前资料有限，还不能确定。如发现AIH，必要时可筛查HIV感染。

2.在HIV合并AIH-PBC治疗中，控制HIV是首要治疗基础。

3. 在HIV合并AIH-PBC治疗中，激素和免疫抑制剂的使用无可参考的临床数据。而针对PBC的治疗中给予足量的熊去氧胆酸及相关治疗是需要的。

（廖柏明　肖芳　万裴琦）

参考文献

[1] 中国艾滋病诊疗指南（2018版）[J]. 新发传染病电子杂志，2019，4（02）：65-84.

[2] Lemoine M，Ingiliz P. Liver injury in HIV monoinfected patients：should we turn a blind eye to it?[J] Clin Res Hepatol Gastroenterol，2012，36（5）：441-447.

[3] Kaspar M B，Sterling R K. Mechanisms of liver disease in patients infected with HIV[J]. BMJ Open Gastroenterol，2017，4（1）：e000166.

[4] Lebrun D，Hentzien M，Cuzin L，et al. The Dat'AIDS study group. Epidemiology of autoimmune and inflammatory diseases in a French nationwide HIV cohort[J]. AIDS，2017，31（15）：2159-2166.

[5] Zandman-Goddard G，Shoenfeld Y. HIV and autoimmunity[J]. Autoimmun Rev，2002，1（6）：329-337.

[6] Brahim I，Brahim I，Hazime R，et al. Hépatites auto-immunes：diagnostic immunologique [Autoimmune hepatitis：Immunological diagnosis][J]. Presse Med，2017，46（11）：1008-1019.

[7] Reshetnyak V I. Primary biliary cirrhosis：Clinical and laboratory criteria for its diagnosis[J]. World J Gastroenterol，2015，21（25）：7683-7708.

[8] Dyson J K，Beuers U，Jones D E J，et al. Primary sclerosing cholangitis[J]. Lancet，2018，391（10139）：2547-2559.

[9] Czaja A J，Carpenter H A. Autoimmune Hepatitis Overlap Syndromes and Liver Pathology[J]. Gastroenterol Clin North Am，2017，46（2）：345-364.

[10] Liu F，Pan Z G，Ye J，et al. Primary biliary cirrhosis-autoimmune hepatitis overlap syndrome：simplified criteria may be effective in the diagnosis in Chinese patients[J]. J Dig Dis，15（12）：660-668.

[11] Mubder M，Azab M，Jayaraj M，et al. Autoimmune hepatitis in patients with human immunodeficiency virus infection：A systematic review of the published literature[J]. Medicine（Baltimore），2019，98（37）：e17094.

[12] Chaiteerakij R，Sanpawat A，Avihingsanon A，et al. Autoimmune hepatitis in human immunodeficiency virus-infected patients：A case series and review of the literature[J]. World J Gastroenterol，2019，25（35）：5388-5402.

[13] Ofori E，Ramai D，Ona M A，et al. Autoimmune hepatitis in the setting of human immunodeficiency virus infection：A case series[J]. World J Hepatol，2017，9（36）：1367-1371.

[14] Roussel J，Pandit S，Jordan P，et al. Autoimmune Hepatitis（AIH）in Acquired Immune Deficiency Syndrome（AIDS）：A Case Report and Review of Literature[J]. Case Reports Hepatol，2019，Jun 9：5326428.

[15] Kia L，Beattie A，Green R M. Autoimmune hepatitis in patients with human immunodeficiency virus（HIV）：Case reports of a rare，but important diagnosis with therapeutic implications[J]. Medicine（Baltimore），2017，96（7）：e6011.

[16] Freedman B L，Danford C J，Patwardhan V，et al. Treatment of Overlap Syndromes in Autoimmune Liver Disease：A Systematic Review and Meta-Analysis[J]. J Clin Med，2020，9（5）：1449.

[17] Yoshioka Y，Taniai M，Hashimoto E，et al. Clinical profile of primary biliary cirrhosis with features of autoimmune hepatitis：Importance of corticosteroid therapy[J]. Hepatol Res，2014，44（9）：947-955.

[18] Zhang Y，Lu J，Dai W，et al. Combination therapy of ursodeoxycholic Acid and corticosteroids for primary biliary cirrhosis with features of autoimmune hepatitis：a meta-analysis[J]. Gastroenterol Res Pract，2013，2013：490731.

[19] Joshi S，Cauch-Dudek K，Wanless I R，et al. Primary biliary cirrhosis with additional features of autoimmune hepatitis：response to therapy with ursodeoxycholic acid[J]. Hepatology，2002，35（2）：409-413.

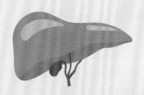

十四

木村病合并肝损害1例

病例介绍

患者为38岁男性，因"反复腹痛、腹泻、发热1年，身目黄染1月余。"于2020年8月1日入住我院肝病科。患者自述1年前无诱因下出现腹痛、腹泻、发热，每天解2～3次黄色水样便，体温最高39℃，伴畏寒、寒战，感纳差、皮肤瘙痒，右上腹胀痛，与进食无关，无恶心、呕吐，无咳嗽、咳痰，无尿黄及皮疹等不适。至外院住院，考虑"胆囊炎"，经治疗后好转出院。2020年3月再次出现腹泻、发热、腹痛、皮肤瘙痒，性质同前，至柳钢医院住院，发现腹腔淋巴结肿大、颈部淋巴结肿大，行右颈部淋巴结切除术，病理不支持肿瘤，患者仍有发热、腹痛不适，至广西科技大学第一附属医院住院，查肝吸虫抗体阳性、肝功能异常，行骨髓检查提示ESO%升高，予吡喹酮驱虫2次，抗感染、护肝等治疗后好转出院。2020年7月患者上述症状再发，伴身目黄染、尿黄，尿色如浓茶样，至外院住院，考虑"黄疸查因：肝吸虫病？IgG4相关性疾病？"，经治疗后身目黄染缓解，仍时有发热、腹痛，为进一步诊治来我院就诊，门诊拟"肝损查因：IgG4相关性疾病？"收住院。病后患者精神、食欲、睡眠欠佳，大小便如上述，体重下降约5kg。

体格检查 慢性病容，全身皮肤及巩膜轻度黄染，未见肝掌，未见蜘蛛痣，浅表淋巴结未触及，右颈部见一2cm陈旧性手术瘢痕，腹软，右上腹轻微压痛，无反跳痛，墨菲征（−），肝右肋下未触及，脾左肋下未触及，肝上界位于右锁骨中线上第5肋间，肝区无叩痛，移动性浊音（−），肠鸣音正常。既往素健，近2个月发现双足趾甲变黑、毁损，疑为"灰指甲"，未予特殊处理。个人史：否认饮酒嗜好。无输血史。否认药物食物等过敏史。家族史无特殊。

实验室及其他检查 （2020年3月19日广西科技大学第一附属医院）骨髓细胞学：嗜酸性粒细胞比例明显升高，未见明显免疫表型的细胞。骨髓ETV6-PDGFRβ阴性。血清IgG4＞3.53g/L。2020年7月22日肝胆MRI平扫+增强+MRCP：① 肝内胆管稍扩张、壁边缘毛糙，肝脾大，腹腔、腹膜后间隙多发肿大淋巴结，腹腔少量积液，门静脉及其分支管壁增厚毛糙，未除外IgG4相关性疾病；② 胆囊炎；③ 肝S2段囊肿；④ 右肾小囊肿；⑤ 右侧胸腔少量积液。2020年7月31日血常规：WBC 21.55×10^9/L，L 11%，N 26.5%，EOS 57.7%。肝功能：TBIL 86.2μmol/L，DBIL 61.5μmol/L，IBIL 24.7μmol/L，ALB 30.5g/L，ALT 565U/L，AST 259U/L。入院后查：（2020年8月1日） 血常规：WBC 27.89×10^9/L（↑），HGB 103.0 g/L（↓），PLT 222×10^9/L，L 9.4%（↓），N 22.4%（↓），EOS 61.2%（↑）。降钙素原0.503ng/mL（↑），CRP正常。血培养：阴性。T-SOPT：阴性。肝功能：TBIL 50.1μmol/L（↑），DBIL 44.4μmol/L（↑），IBIL 5.7μmol/L，ALB 31.4g/L（↓），GLB 53.6g/L（↑），ALT 240U/L（↑），AST 98U/L（↑），γ-GT 233.1U/L（↑），ALP 214.5U/L（↑）。二对半：HBcAb阳性，余项阴性。乙型肝炎DNA测定＜100IU/mL。输血前三项阴性。甲肝、丁肝、戊肝、庚肝抗体均阴性。巨细胞病毒IgM抗体阴性。甲功正常。免疫球蛋白G 32.35g/L（↑），免疫球蛋白A 3.95g/L（↑），免疫球蛋白M 1.45g/L。总IgE＞2360.50IU/mL（↑）。免疫球蛋白G4＞4.140g/L（↑）。自身免疫性抗体十二项：ANA 1∶80阳性（↑），pANCA阴性，cANCA（+）。自身免疫性肝病抗体：抗可溶性肝抗原抗体/肝胰抗原-抗体阴性，抗肝细胞溶质抗原Ⅰ型抗体弱阳性（↑），抗肝肾微粒体抗体阴性，抗线粒体抗体M2弱阳性（↑）。腹部、甲状腺、腮腺B超：肝大，肝实性占位（肝血管瘤可能），胆囊息肉样病变，脾大，腮腺、颌下腺、甲状腺无异常，双侧颈部、腹股沟未见淋巴结肿大。心脏彩超：心脏形态、结构及心功能未见异常。胃镜：慢性非萎缩性胃炎。胃镜病理：（胃窦）中度慢性胃炎。肠镜：① 全大肠及回肠末段黏膜未见明显异常；② 内痔。上腹部MRI平扫+增强+MRCP：① 肝、脾大，考虑弥漫性肝病改变，伴有门静脉周围淋巴水肿；② 肝右叶异常信号，结合病史，考虑穿刺后遗改变；③ 右侧心膈角、腹腔及腹膜后多发肿大淋巴结，请结合临床除外木村病可能；④ 右叶S6段、左叶S2段无强化灶，考虑肝囊肿；⑤ 胆道水成像（MRCP）未见异常；⑥ 右肾囊肿。颌面部MRI：两侧颈部Ⅰb区及Ⅱ、Ⅲ区多发增大淋巴结，考虑为反应性淋巴结。胸部CT：① 考虑右肺中叶少量炎症，并两侧胸腔少量积液，建议治疗后复查；② 纵隔、右侧心膈角及两侧腋窝多发肿大淋巴结；③ 附见：脾大。

初步治疗 入院后予氨苄西林钠舒巴坦3g q8h、异甘草酸镁200mg qd，还原型谷胱甘肽1.8g qd护肝治疗。

治疗后：2020年8月7日复查血常规：WBC 53.57×10^9/L（↑），HGB 94.0g/L（↓），PLT 182×10^9/L，L 7.9%，N 44.9%（↓），嗜EOS 43.3%（↑）。肝功能：TBIL 32.3μmol/L（↑），DBIL 5.0μmol/L（↑），ALB 27.2g/L（↓），GLB 50.5g/L（↑），ALT 95U/L（↑），ALT 59U/L（↑），γ-GT 138.4U/L（↑），ALP 192.3U/L。2020年8月9日患者出现高热（体温最高38.8℃），伴胸闷、气促，2020年8月10日复查胸部CT：① 考虑两肺炎症，并两侧胸腔少量积液，复查病变较前有所进展，建议继续治疗后复查；② 纵隔、右侧心膈角及两侧腋窝多发淋巴结肿大，较前变化不大；③ 附见：脾大。患者发热、肝损害、淋巴结肿大、嗜酸性粒细胞升高原因不明，排除禁忌证，经患者签字同意予行肝穿刺活检和腋窝淋巴结活检送检相关病理检查。肝脏病组织病理（图14-1）：轻度慢性肝炎（G2S2），汇管区大量嗜酸性粒细胞、淋巴细胞及少量浆细胞浸润，周围肝细胞轻度碎屑样坏死，纤维组织增生，纤维隔形成，肝小叶内可见多灶点状坏死，较多嗜酸性粒细胞浸润。免疫组化：淋巴细胞CD3（+）、CK20（−）、浆细胞CD38（+）、CD138（+）、IgG（+），IgG4每个高倍镜视野阳性细胞数10～20个，IgG4/IgG比率＜40%。腋窝组织病理（图14-2）：淋巴结结构尚存，符合淋巴结反应性增生，血管内皮细胞增生，可见较多浆细胞浸润，仅见少许嗜酸性粒细胞成分（＜20个），未见纤维组织增生。特殊染色：PAS、网染无特殊。免疫组化结果：IgG（+），IgG4（+），IgG4/IgG＞40%；CD38（浆细胞+）。同时会诊外院淋巴结活检病理：组织病理报告示淋巴结反应性增生。免疫组化：IgG弥漫（+），IgG4每个高倍镜视野阳性20～30个，IgG4/IgG比率＜40%。

修正诊断 1.木村病

2.胆囊炎

3.肺炎

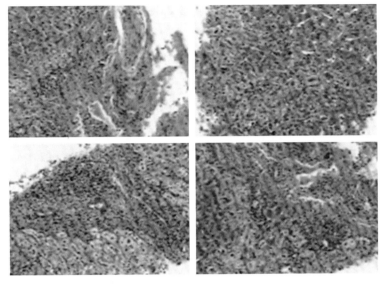

病理诊断：
(肝穿刺组织) 轻度慢性肝炎 (G2S1)，汇管区轻度碎屑样坏死，小叶内点状坏死，汇管区扩大纤维化，肝细胞浊肿变性。
特殊染色：PAS (−)、网染无特殊

图 14-1　肝脏病组织病理结果

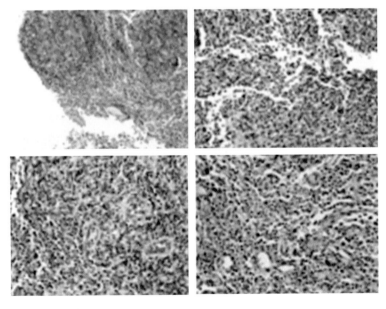

病理诊断：
(右侧腋窝淋巴结穿刺组织) 符合淋巴结反应性增生，血管内皮细胞增生，仅见少许嗜酸性粒细胞成分 (<20 个)。
特殊染色：PAS、网染无特殊

图 14-2　腋窝组织病理结果

治疗经过 调整治疗：给予患者醋酸泼尼松片40mg qd，口服治疗及继续抗感染、护肝治疗，因患者乙肝核心抗体阳性，考虑患者长期使用激素，予恩替卡韦抗病毒治疗。

调整治疗后：用药10天后患者无发热，血清嗜酸性粒细胞百分比20.4%，嗜酸粒细胞绝对值0.11×10⁹/L，肝功能〔TBIL 22.2μmol/L（↑），DBIL 17.9μmol/L（↑），TBIL 4.3μmol/L，ALB 31.0g/L，GLB 45.8g/L（↑），ALT 89U/L（↑），AST 54U/L（↑），γ-GT 126.5U/L（↑）〕好转出院。出院后随访，患者无不适，肝功能逐步正常，嗜酸细胞、IgG逐渐下降至正常。2020年8月27日门诊查血常规：WBC 9.67×10⁹（↑），EOS 5.0%（↑）。肝功能：TBIL 17μmol/L，DBIL 12.0μmol/L（↑），TBIL 5.0μmol/L，ALB 36g/L，GLB 40.4g/L，ALT 86U/L（↑），AST 42U/L（↑），γ-GPT 93.7U/L（↑）。IgG 20.630g/L（↑），IgA 5.550g/L（↑），IgM 1.62g/L。腹部超声：肝大，肝实性占位，肝血管瘤可能性大，胆囊息肉样病变，请结合临床。脾稍大。2020年11月9日门诊查血常规：WBC 13.98×10⁹/L（↑），EOS 0.8%（↓）。肝功能：TBIL 5.9μmol/L（↑），DBIL 2.1μmol/L（↑），TBIL 3.8μmol/L，ALB 41.7g/L（↓），GLB 30.8g/L（↑），ALT 35U/L，AST 20U/L，γ-GPT 60.5U/L（↑）。2021年3月份患者自行停药，改口服中药。2021年6月7日外院血常规、肝功能正常。

讨 论

木村病是一种少见的良性慢性淋巴组织增生性疾病，又称嗜酸性粒细胞增生性淋巴肉芽肿[1]。1937年，我国学者首次报道了这种疾病，而日本学者Kimura在1948年对其进行了详细描述，国际上后命名此病为木村病（Kimura disease，KD）。发病机制尚未明确，可能与过敏反应、病毒、寄生虫感染、自身免疫或昆虫叮咬有关，有学者认为肥大细胞被未知抗原刺激后释放IgE，进而诱导Ⅰ型变态反应可能是木村病的发病机制，有研究发现IL-21和ERK1/2可能参与了木村病的发病过程，并且pERK 1/2可能是判断木村病预后情况的潜在指标。由于免疫失调导致IL-4和IL-5的过度释放可能是嗜酸性粒细胞浸润后导致IgE水平升高的原因[2]。王喜中等认为KD可能是Th2细胞介导的免疫性疾病[3]。此外，Katagiri等发现，KD患者的TNF-α、IL-4、IL-5和IL-13 mRNA水平在治疗前升高，但在手术和放射治疗后显著下降[4]。这一观察支持了Th2细胞因子在KD的进展中发挥作用的观点。本病好发于亚洲中青年男性，病程较长，进展缓慢。典型临床表现为以无痛性的头颈部皮下肿物、血常规嗜酸性粒细胞增多以及血清IgE升高为特点的三联征。多数患者可出现局部淋巴结肿大，部分累及腮腺、下颌下腺以及唾液腺等腺体。全身症状少见，可伴发哮喘、结缔组织病或肾病综合征，其中以蛋白尿为主要表现的肾脏受累最多见，合并损害者行肾穿病理检查明确损害类型，以指导用药[5]。典型的组织病理表现为显著的淋巴滤泡增生、周围大量淋巴细胞、嗜酸性粒细胞浸润，易形成嗜酸性微脓肿，可伴有血管增生和纤维化[6]。

KD的诊断[7]主要依赖临床表现与组织病理，病变部位的组织病理学检查是诊断该病的金标准。典型的组织病理表现包括：① 病变区域嗜酸性粒细胞浸润及嗜酸性微脓肿的形成；② 淋巴滤泡的增生与生发中心的形成；③ 毛细血管后小血管的形成，周围胶原纤维沉积与不同程度纤维化，血管管壁纤维化主要发生在早期，晚期逐渐被玻璃样变取代。与木村病最需要相鉴别的是血管淋巴组织增生伴嗜酸性粒细胞浸润（ALHE），临床表现上木村病多发于20～40岁亚洲男性，表现为皮下肿物，且易出现淋巴结肿大；而ALHE好发于20～50岁女性，皮损表现为红斑、丘疹或结节，较少累及淋巴结。在辅助检查上，木村病血常规嗜酸性粒细胞增多，血清IgE水平多明显升高；ALHE外周血嗜酸性粒细胞和血清IgE水平正常。在组织病理学上，木村病病变位于皮下组织，有大量的淋巴滤泡形成，伴嗜酸性粒细胞浸润，薄壁的血管增生，可见扁平的血管内皮细胞，伴有不同程度的纤维化；而ALHE病变位于真皮浅层，主要以新生的毛细血管增生为主，血管内皮细胞肿胀，伴有淋巴细胞和嗜酸性粒细胞浸润，病变组织纤维化少见。

目前木村病的治疗尚无标准，有手术治疗、放射治疗、口服糖皮质激素、放疗、冷冻治疗、光动力疗法、IgE单克隆抗体及联合疗法等手段[8]。由于该病具有较高的复发率，如何选择治疗方案仍存在争议。对于单发、皮损局限的患者可选择手术切除。对于边界不清、皮肤肿物较大或浸润较深的患者，可选择局部放射治疗，同样口服糖皮质激素也有着较好的治疗效果。一项Meta分析对比单独手术治疗、单独放射治疗以及手术联合放射治疗后局部复发率情况，结果提示手术后联合低剂量放射治疗局部复发率较低[9]。同样，另一项观察木村病复发和预后影响因素的研究提示，吸烟史、单独手术以及口服糖皮质激素与预后不良相关，手术后联合放疗被认为是推荐的治疗方案。亦有病例报道[10]发现吗替麦考酚酯对该病有着较好的疗效与安全性，可能是未来可选择的治疗方法之一。王树伦等对木村病患者治疗后的进展情况及其影响因素分析发现，外周血嗜酸性粒细胞百分比≥20%、肿块最大径、皮肤瘙痒和既往治疗后复发史这些因素与疾病进展正相关。外周血嗜酸性粒细胞百分比≥20%是木村病治疗后疾病进展的独立危险因素，可以帮助预测治疗疗效[8]。本例患者为青年男性，慢性病程，结合皮肤淋巴结肿大表现、实验室检查及组织病理，符合木村病的诊断。患者系统口服糖皮质激素治疗后疗效好，目前仍在随访中。

总之，木村病是一种罕见的免疫炎性疾病，根据典型的临床特征及组织病理可以做出诊断，常伴有肾脏受累，虽为良性病变，但却有着高复发率，目前尚没有明确的治疗标准，大多数学者认为：对于仅有皮肤表现者可行局部手术切除联合低剂量放射治疗，减少KD的复发；若累及全身系统或伴发自身免疫病的患者，可加用糖皮质激素、免疫抑制剂。

此病例，患者为青年男性，因"反复腹痛、腹泻、发热1年，身目黄染1月。"在外院多次诊治，起病初期以其他系统损害为主，无木村病的典型临床表现，且患者在外院多次抗感染诊治后曾好转，后期才出现皮肤淋巴结肿大、嗜酸性粒细胞增多，并发肝功能损害，经常规抗感染、护肝治疗后症状无好转，结合患者影像特点，青年男性，无痛性淋巴结肿大、伴嗜酸性粒细胞增多，需要考虑是否为罕见病木村病并发的多系统损害，诊治过程中需要考虑一元论还是多元论，在坚持一元论前提下，进一步完善病理检查明确木村病诊断后，调整用药、加用激素关键治疗后，患者临床症状及实验室检查指标均得到了很好改善，进一步验证了诊断的准确性。疾病发病初期可能临床表现不典型，易造成漏诊或误诊，需要我们动态观察，开阔思维，抽丝剥茧。诊断正确并及时调整治疗后，最终患者好转恢复。

诊疗反思

1.肝穿刺病理检查对不明原因肝损害仍具有重要的诊断价值。

2.木村病临床较罕见，一般内科治疗即糖皮质激素疗效好。

3.木村病在合并其他系统损害时，在治疗上还应针对各个系统的损害早期治疗，合并感染的仍需要控制感染。

4.木村病病程缓慢，大多治疗效果较好，即使复发，再次治疗依然有效，且少有恶变。

核心提示

1.反复腹痛、腹泻、发热，伴身目黄染者应考虑本病可能。
2.木村病使用激素的疗程选择尚存在一定疑问。
3.木村病发病可能与免疫相关，监测免疫相关指标有助于指导治疗。

（袁淑芳 张月圆）

参考文献

[1] Natalia G，Kenneth M，Luke C. Kimura's disease of the parotid gland with cutaneous features in a Caucasian female patient[J]. Journal of surgical case reports，2018，2018（4）：1-4.

[2] C S，H-U S. CD8（+）T cells producing IL-3 and IL-5 in non-IgE-mediated eosinophilic diseases[J]. Allergy，2013，68（12）：1622-1625.

[3] 王喜中，王智明. 木村病的临床研究进展[J]. 现代肿瘤医学，2019，27（16）：2973-2976.

[4] K K，S I，Y H，et al. In vivo expression of IL-4，IL-5，IL-13 and IFN-gamma mRNAs in peripheral blood mononuclear cells and effect of cyclosporin A in a patient with Kimura's disease[J]. The British journal of dermatology，1997，137（6）：972-977.

[5] 师明阳，李冰. 木村病及其肾损害临床研究进展[J]. 哈尔滨医科大学学报，2015（02）：177-180.

[6] 张跃. 木村病累及淋巴结的病理分析[J]. 内蒙古中医药，2012（12）：67.

[7] 郝延召，王迪，邵依，等. 木村病1例并相关文献复习[J]. 皮肤病与性病，2022（01）：85-86，88.

[8] 王树伦，康雪然，江晨艳，等. 木村病治疗后进展情况及其影响因素分析[J]. 中国耳鼻咽喉颅底外科杂志，2020（02）：148-152.

[9] Peng Y，Tai W，Guang-Yan Y，et al. Comparison of Local Recurrence Rate of Three Treatment Modalities for Kimura Disease[J]. The Journal of craniofacial surgery，2016，27（1）：170-174.

[10] Kalee S，N T A，M M C，et al. Treatment of Kimura disease with mycophenolate mofetil monotherapy[J]. JAAD case reports，2017，3（5）：416-419.

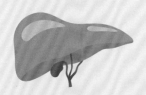

十五

肝脏弓形虫感染1例

病例介绍

患者为63岁男性，因"反复右上腹胀痛3年余，发现肝硬化1天"于2018年8月22日入住我院肝病科。患者自述3年多前无明显诱因下开始出现右上腹胀痛不适，无明显规律，与进食无关，不剧烈，无纳差、头晕、乏力、恶心、呕吐，无发热、畏寒、寒战、胸闷、气紧，无鼻衄，无牙龈出血，无尿频、尿急、尿痛、尿少、尿黄及皮肤瘙痒等不适，未规范诊治。2018年8月11日因"口干、多饮、多尿6年余，再发加重2天"在当地医院住院治疗，查B超提示肝左叶蜂窝状回声改变，建议至上级医院就诊，2018年8月22日至2018年8月29日在我科住院治疗，诊断"① 肝硬化代偿期，门静脉高压；② 华支睾吸虫感染；③ 颈部肿物查因；④ 多发腔隙性脑梗死；⑤ 2型糖尿病；⑥ 支气管哮喘；⑦ 中度贫血；⑧ 甲状腺结节；⑨ 肾囊肿；⑩ 左肺下叶小结节"，予护肝治疗及吡喹酮驱虫治疗，当时患者不同意行肝脏磁共振检查，予驱虫治疗后出院，出院后外送金域医学检验中心血清检查提示弓形虫抗体IgG阳性，为进一步诊治来我院就诊，门诊拟"肝脏寄生虫感染"收住院。起病后患者精神、食欲、睡眠可，大小便正常，体重无改变。

既往史：儿时有"甲型肝炎""肺结核"病史，40年前有肠伤寒病史，有支气管哮喘病史30年，有甲亢病史23年，8年前行手术治疗，有2型糖尿病病史6年，现自行注射胰岛素早18U、晚8U治疗，约4年前发现颈部肿物，逐渐增大，否认有高血压、冠心病、脑血管意外、消化道出血病史，否认有重大外伤、否认有输血及血液制品史，有"链霉素"药物过敏史，否认有食物过敏史，预防接种史不详。其他系统回顾无特殊。出生生长于原籍，否认有外地长期居住史，否认有疫水接触史，否认到过流行病疫区。工作环境尚可。无工业毒物、粉尘、放射性物质接触史。家庭经济尚可，居住条件一般。无烟酒及其他特殊嗜好。否认冶游史及静脉药瘾史。曾进食过鱼生。已婚，适龄结婚，配偶健在。育2子1女，子女体健。父母已故，死因不详。否认家族中类似病史，否认家族中有高血压、冠心病、糖尿病、心肌病、脑血管意外及遗传病病史，否认有肝炎、结核病史。

体格检查 T 37.0℃，P 90次/分，R 20次/分，BP 139/70mmHg。慢性病容，神清，精神可。全身皮肤及巩膜无黄染，无肝掌、蜘蛛痣。双侧颈部可触及肿物，右侧约1.5cm×1.5cm，左侧约4cm×4cm，质软，表面不光滑，可活动，无压痛。心律齐，未闻及病理性杂音。双肺呼吸音清，未闻及病理性杂音。腹平软，无压痛、反跳痛，肝右肋下未触及，脾左肋下未触及，墨菲征阴性，肝上界位于右锁骨中线上第5肋间，肝区无叩痛，腹水征阴性，肠鸣音正常。双下肢无浮肿。神经系统检查未见异常。

入院前辅助检查 （2018年8月21日我院）肝脏CT（图15-1）：① 肝内多发低密度灶并肝内胆管扩张，考虑肝吸虫病，请结合临床相关检查；② 肝硬化，门静脉高压，脾大；脾脏低密度灶，考虑囊肿；③ 左肾囊肿。2018年8月28日金域医学检验中心检验：弓形虫IgG阳性。

初步诊断 1.肝寄生虫病（弓形虫感染？）

2.2型糖尿病

3.支气管哮喘

4.肝硬化代偿期

治疗经过 入院后查：2018年8月23日葡萄糖-6-磷酸脱氢酶、粪常规、尿常规、血沉、肿瘤标志物正常，乙型肝炎病毒外膜蛋白前S1抗原测定阴性（－），乙型肝炎表面抗原初筛测定（HBsAg）阴性（－）；幽门螺杆菌抗体均阴性。输血前三项均阴性。巨细胞病毒抗体测定（IgM）阴性（－）。肿瘤标志物未见异常。甲型、丁型、戊型、庚型肝炎抗体均阴性。抗核抗体谱、自身免疫性抗体均阴性，β2微球蛋白正常。广州金域医学检验中心检验血清铜蓝蛋白（CER）14.4（mg/dL）（↓），EB病毒壳抗原IgM抗体（–）。甲状腺功能：高敏促甲状腺激素8.010（μIU/mL）（↑），提示亚临床甲减。肾功能、心肌酶、血淀粉酶、血脂肪酶、粪常规未见异常。血常规：白细胞计数 $5.71 \times 10^9/L$；红细胞计数 $5.18 \times 10^{12}/L$；血红蛋白测定94.0g/L；血小板计数 $176 \times 10^9/L$；嗜酸性粒细胞百分率3.5%；中性粒细胞百分率59.7%。凝血常规：国际标准化比率1.15；凝血酶原时间14.6s；凝血酶原活动度80.0%；活化部分凝血活酶时间45.3s；凝血酶时间17.2s；纤维蛋白原1.82g/L；D-二聚体2.02μg/mL；抗凝血酶Ⅲ 79.00%。尿常规：pH 6.0；尿比重1.025；隐血（+）；蛋白（+）；葡萄糖（2+）。肝功能：总胆红素37.4μmol/L；直接胆红素11.8μmol/L；间接胆红素25.6μmol/L。空腹血糖12.05mmol/L。甲状腺彩超：甲状腺结节（考虑良性，建议随访），双侧颈部未见明显肿大淋巴结。心脏彩超：左心室舒张功能减低。头颅CT：① 两侧基底节及右侧放射冠区多发腔隙性脑梗死。② 脑萎缩。胸部CT检查：① 右肺中叶内侧段、左肺上叶舌段少许条索灶。② 主动脉硬化。③ 肝内多发低密度灶，请结合临床及相关检查。肝脏MRI检查（图15-2）：① 肝右叶大，肝实质多发异常信号，结合CT检查，可符合肝弓形虫感染可能，请结合临床，必要时MR增强检查。② 肝硬化改变。③ MRCP未见胆道梗阻性改变。完善相关检查，经患者同意后，予克林霉素联合复方磺胺甲噁唑片驱虫治疗。

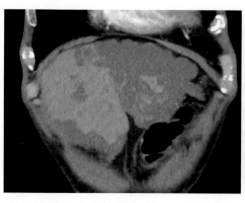 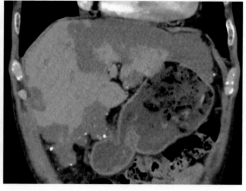

(a) (b)

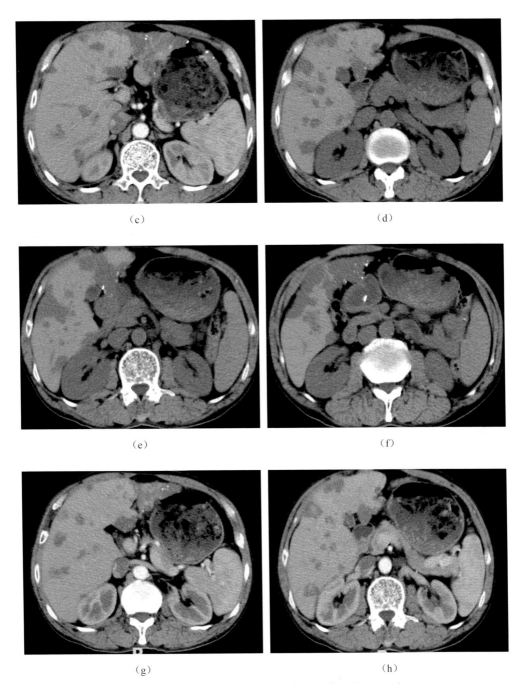

（c） （d）

（e） （f）

（g） （h）

图 15-1　腹部 CT 平扫 + 增强（2018 年 8 月 21 日）

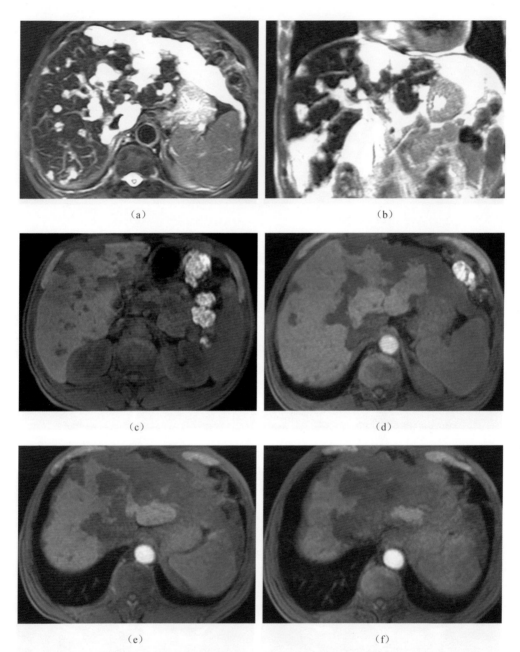

（a）　　　　　　　　　　　　　　（b）

（c）　　　　　　　　　　　　　　（d）

（e）　　　　　　　　　　　　　　（f）

图 15-2　肝脏磁共振平扫 +MRCP（2018 年 9 月 12 日）

诊断　1.肝硬化代偿期，门静脉高压

2.肝脏弓形虫感染

3. 颈部肿物查因

4. 多发腔隙性脑梗死

5. 2型糖尿病

6. 支气管哮喘

7. 中度贫血

8. 甲状腺结节

9. 肾囊肿

10. 左肺下叶小结节

治疗结果、随访及转归　治疗后患者病情较前好转，无不适主诉，嘱其门诊定期复诊。2018年10月23日肝脏CT平扫＋增强＋三维重建（图15-3）：① 肝内多发低密度灶并肝内胆管扩张，考虑肝寄生虫感染，大致同前片，请结合临床相关检查。② 肝硬化，门静脉高压，脾大；脾脏低密度灶，考虑囊肿。③ 左肾囊肿。

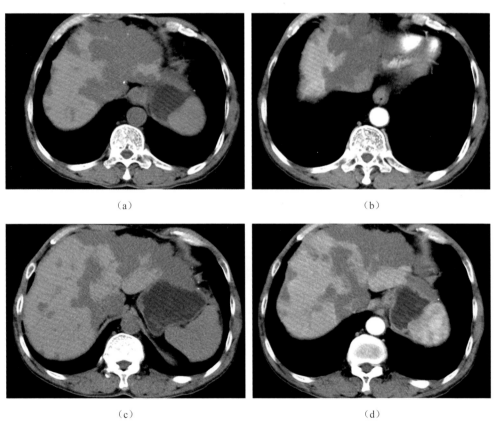

（a）　　　　　　　　　　（b）

（c）　　　　　　　　　　（d）

图 15-3

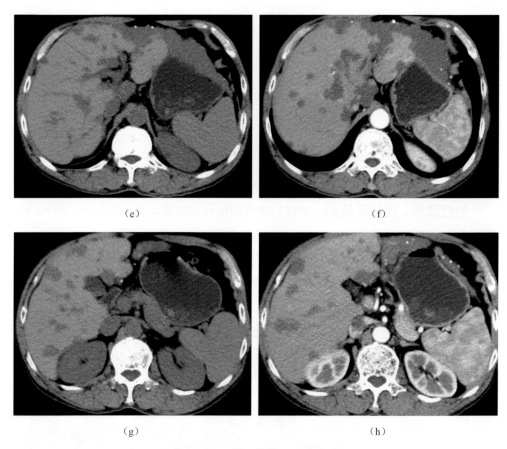

（e）　　　　　　　　　　　　（f）

（g）　　　　　　　　　　　　（h）

图 15-3　肝脏 CT 平扫 + 增强 + 三维重建复查结果

随访患者（2018年10月23日）复查肝脏CT提示病变变化不是特别明显。后期患者未再来我院进行随访，无法观察到后期肝脏病变的变化。

讨　论

弓形虫病（toxoplasmosis）是由刚地弓形虫（*Toxoplasma gondii*）引起的人兽共患性疾病。人可以通过先天性和获得性两种途径被感染。感染后多为隐匿性感染，临床表现复杂，易误诊。它广泛寄生在人和动物的有核细胞内，主要侵犯眼、脑、心、肝、淋巴结等。孕妇感染后，病原可通过胎盘感染胎儿，影响胎儿发育，致畸严重。弓形虫是一种机会性致病的寄生虫，它是艾滋病患者重要的机会性感染之一。

传染源主要是动物，尤其是感染弓形虫的猫和猫科动物，其次为猪、羊、犬、鼠等。弓形虫的动物宿主十分广泛，几乎所有的海洋和陆生温血动物均可被寄生。猫科动物是其终宿主或中间宿主。

传播途径有先天性和获得性两种，前者指胎儿经胎盘感染；后者包括经口传播、接触传播、输血或器官移植传播，其中以经食物传播最广泛。人类弓形虫感染的途径主要有三种：① 食入被猫粪中弓形虫卵囊污染的食物或饮水；② 摄入含有包囊的未熟肉类或肉制品；③ 虫体经胎盘的垂直传播。其他尚有经输血、生乳品等感染的可能。

人群普遍易感，动物饲养员、屠宰厂工作人员以及医务人员等较易感染。

流行特征：分布遍及全球，动物和人的感染均极普遍。多数为隐性感染或原虫携带状态。

致病机制　弓形虫主要经消化道侵入人体，进入血液后散布全身并迅速进入单核-巨噬细胞以及宿主的各脏器或组织细胞内繁殖，直至细胞胀破，逸出的原虫（速殖子）又可侵入邻近的细胞，如此反复，造成局部组织的灶状坏死和周围组织的炎性反应，此为急性期的基本病变。如患者免疫功能正常，可迅速产生特异性免疫而清除弓形虫，形成隐性感染；原虫亦可在体内形成包囊、长期潜伏；一旦机体免疫功能降低，包囊内缓殖子即破囊逸出，引起复发。如患者免疫功能缺陷，则弓形虫大量繁殖，引起全身播散性感染。弓形虫可作为抗原，引起过敏反应，形成肉芽肿性炎症。此外，弓形虫所致的局灶性损害，尚可引起严重继发性病变，如小血栓形成、局部组织梗死，周围有出血和炎症细胞包绕，久而形成空腔或发生钙化。

临床表现

（1）先天性弓形虫病　主要发生在初次感染的孕妇。母体感染如发生在妊娠早期，多引起流产、死产或生下发育缺陷儿；妊娠中期感染，多出现死胎、早产和严重的脑、眼疾病；妊娠晚期感染，胎儿发育可以正常，但可有早产，或出生数月或数年后才逐渐出现症状，如心脏畸形、心脏传导阻滞、耳聋、小头畸形或智力低下。

（2）获得性弓形虫病　获得性弓形虫病可因虫体侵袭部位和机体反应性不同而呈现不同的临床表现。淋巴结肿大是获得性弓形虫病最常见的临床类型，多见于颌下和颈后淋巴结。其次弓形虫常累及脑、眼部，引起中枢神经系统异常表现，免疫功能低下者常表现为脑炎、脑膜脑炎、癫痫和精神异常。眼弓形虫病多数为先天性，眼病表现以脉络膜视网膜炎多见。

实验室诊断 弓形虫是一种人兽共患感染寄生虫，由于该病的临床特征不是很明显，所以弓形虫病诊断需通过实验室检测才能确诊。目前免疫学检测方法以ELISA 和 IHA 方法为主，已有较为成熟的商品化试剂盒或诊断试剂，为弓形虫病防控提供了更广泛的技术支持。分子生物学方法近年来得到了长足发展，与传统的病原学检测方法相比，其速度、通量、特异性、敏感性各方面都有提升。

治疗方法 成人弓形虫感染多呈无症状带虫状态，一般无需驱虫治疗。但有以下情况则需治疗：① 急性弓形虫病；② 免疫功能缺损，如艾滋病、恶性肿瘤、器官移植等患者感染弓形虫；③ 确诊为孕妇急性弓形虫感染；④ 先天性弓形虫病（包括无症状感染者）。目前公认的有效药物有乙胺嘧啶、磺胺嘧啶、阿奇霉素、乙酰螺旋霉素、克林霉素等。

诊疗反思

肝脏占位常见的疾病有肝脓肿、肝脏结核感染、肝囊肿、肝血管瘤、肝癌、胆管癌等，肝脏常见寄生虫感染为华支睾吸虫感染，华支睾吸虫一般寄生在胆道系统，影像学无肝占位表现。弓形虫病是由弓形虫引起的人畜共患性传染病，常见于免疫缺陷的患者（如HIV患者人群），该病可侵犯除红细胞外的所有有核细胞，局限性者以淋巴结肿大为主，全身感染还可引起脑炎、心肌炎、肺炎、肝炎等，侵犯肝脏者较少，该例患者以肝占位为主要表现，查弓形虫IgG阳性，确诊该病，亦给予克林霉素联合复方磺胺甲噁唑片治疗，不足之处在于该患者治疗后未进行长期随访，无法了解肝脏病变变化情况，且患者双侧颈部可触及肿物，右侧约1.5cm×1.5cm，左侧约4cm×4cm，但没有行肝脏穿刺活检和颈部肿物活检行病理检查。

患者的磁共振表现为肝实质内多发斑片状、大片、不规则异常信号影，以包膜下明显，CT表现为肝实质多发结节状、斑片状及片状低密度灶，临床上碰到此类患者需考虑肝脏弓形虫感染，需做弓形虫抗体检查协诊。

核心提示

1. 免疫缺陷患者出现肝脓肿需要考虑寄生虫感染的可能。

2. 弓形虫感染肝脏可能引起肝硬化。

（佘东明　袁淑芳）

参考文献

[1] 李兰娟，任红.传染病学[M].第9版.北京：人民卫生出版社，2018.

[2] 沈继龙，余莉.我国弓形虫病流行概况及防治基础研究进展[J].中国血吸虫病防治杂志，2019，31（1）：71-76.

[3] 陈秀玲.弓形虫与先天性弓形虫病的分析[J].饮食科学，2019，12：206.

[4] 吕光聪.广西弓形虫病研究概况[J].中国寄生虫病防治杂志，2001，14：302-305.

[5] 刘文彩，黄鹏.人弓形虫病诊断方法的研究进展[J].南昌大学学报（医学版），2020，60（6）：99-102.

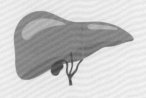

十六

糖原贮积症1例

病例介绍

　　患者为1岁2个月女患儿，因"腹胀2月余"于2018年12月5日入住我院肝病科。患儿母亲代诉2个多月前发现患儿腹部膨胀，无纳差、恶心、呕吐，无腹泻、便秘，无畏寒、发热，无身目黄染、尿黄、尿少，无气促、口唇发绀，无肢体活动障碍，无精神行为异常等，未进一步诊治，患儿腹部膨胀逐渐明显，为行进一步诊治遂到我院门诊就诊，查肝功能提示异常，腹部彩超提示肝脏大，门诊拟"肝损查因"收住院。起病后患儿精神、食欲、睡眠可，大小便正常，体重缓慢增长。既往否认曾患过严重疾病及猩红热、麻疹、百日咳、水痘、腮腺炎等传染病；否认重大外伤、手术史，否认输血史，否认药物过敏史。预防接种随社会进行。否认有类似疾病接触史。母亲妊娠期无水肿，无高血压，无X线照射史，未曾患过风疹或其他传染病；患儿系足月顺产出生，出生时否认窒息抢救史，新生儿期一般情况好；生后即以母乳喂养，生后5周开始添加维生素D，持续至今；4月大时添加乳儿糕、蛋黄、鱼泥、菜泥；7个月开始以粥、面食代替1～2次母乳；13个月开始断母乳喂养，以粥、面、配方奶为主。生长发育：3个月能抬头，4月时能笑出声音，6个月能独坐，7个月会翻身，8个月能爬，10个月能独站片刻，12个月能独走路，14个月的时候能说出几个词和自己的名字。生活习惯：24小时睡眠时间为12～14小时，每日喂养4次，平均喂养，大小便定时排泄。父母体健，否认父母及亲属中有结核病、肝炎、癌瘤、精神病等疾病，否认患儿曾与长期咳嗽的人群接触，父母非近亲婚配，否认家族中有智力低下及其他遗传病的成员。否认周围人群中有类似症状患儿。

体格检查　T 37.2℃，P 95次/分，R 22次/分，体重11kg，身高81cm。神清，全身皮肤及巩膜无黄染，未见肝掌，未见蜘蛛痣，浅表淋巴结未触及，甲状腺无肿大及结节。心、肺未见异常。腹部膨隆，腹壁软，全腹无压痛、反跳痛，墨菲征（−），肝右肋下平脐水平可触及，边钝，质偏硬，无压痛，脾左肋下未触及，肝上界位于右锁骨中线上第5肋间，肝区无叩痛，移动性浊音（−），肠鸣音正常。双下肢无浮肿。扑翼样震颤阴性，踝阵挛阴性。

实验室及其他检查　2018年12月5日血常规：Hb 113g/L，余未见异常。肝功能：谷丙转氨酶466U/L，谷草转氨酶504U/L，γ-谷氨酰转移酶157U/L，余未见异常。血脂：总胆固醇2.40mmol/L，甘油三酯2.59mmol/L，高密度脂蛋白胆固醇0.20mmol/L，低密度脂蛋白胆固醇1.02mmol/L。腹部彩超：肝大，实质回声增强光点密集，胆、胰、脾、双肾未见异常，胃肠道区域及右下腹阑尾区目前未见明显肿块。

初步诊断　肝损查因：遗传代谢性肝病？

治疗经过　入院后完善辅助检查，血常规、（甲型、乙型、丙型、丁型、戊型、庚型）肝炎抗体、葡萄糖-6-磷酸脱氢酶、电解质、肾功能、粪便常规、凝血功能、铁蛋白、血清淀粉酶、肿瘤标志物、EB病毒抗体测定（EB-NA1-IgA）、巨细胞病毒抗体测定（IgM）、风疹病毒抗体测定（IgM）、弓形虫抗体测定（IgM）、单纯疱疹病毒抗体测定（Ⅰ型）IgM、单纯疱疹病毒抗体测定（Ⅱ型）IgM、EB病毒（EB-DNA）定性、EB病毒壳抗原IgM抗体、铜蓝蛋白、梅毒抗体、人免疫缺陷病毒抗体、血脂未见异常。血尿串联质谱：提示氨基酸、酰基肉碱和琥珀酰丙酮未见明显异常；有机酸未见显著异常。2018年12月6日肝功能：总胆红素3.6μmol/L（↓），直接胆红素1.0μmol/L（↓），总蛋白59.6g/L（↓），谷丙转氨酶404U/L（↑），谷草转氨酶491U/L（↑），γ-谷氨酰转移酶154.9U/L（↑），谷氨酸脱氢酶34.5U/L（↑），亮氨酸转移酶81.1U/L（↑）。空腹血糖2.75mmol/L（↓）。心肌酶：乳酸脱氢酶598.1U/L（↑），α-羟丁酸脱氢酶336.4U/L（↑），肌酸激酶212.0U/L（↑），肌酸激酶同工酶68.0U/L（↑）。心电图、心脏彩超未见异常。基因检测报告：AGL基因变异（父母均为杂合子），姐姐为杂合子，诊断为Ⅲ型糖原贮积症。入院后予复方甘草酸苷及还原型谷胱甘肽护肝、口服玉米淀粉防治低血糖治疗。2018年12月10日复查肝功能：总胆红素3.7μmol/L（↓），间接胆红素1.1μmol/L（↓），总蛋白57.5g/L（↓），球蛋白19.3g/L（↓），谷丙转氨酶403U/L（↑），谷草转氨酶593U/L（↑），γ-谷氨酰转移酶131.9U/L（↑），谷氨酸脱氢酶40.2U/L（↑）。心肌酶：乳酸脱氢酶418.1U/L（↑），α-羟丁酸脱氢酶233.1U/L（↑），肌酸激酶同工酶36.0U/L（↑）。经治疗患儿仍有肝功能损害，患儿家属要求出院，予办理出院。

最终诊断 糖原贮积症III型

出院带药 复方甘草酸苷片每次25mg，口服，每天2次。谷胱甘肽片每次100mg，口服，每天2次。

随访 患儿继续口服玉米淀粉防治低血糖，继续予口服复方甘草酸苷、谷胱甘肽护肝治疗。截至2019年11月30日患儿复查肝功能仍反复异常（表16-1）。

表 16-1　肝功能检测结果

时间	总胆红素 （μmol/L）	直接胆红素 （μmol/L）	间接胆红素 （μmol/L）	谷丙转氨酶 （U/L）	谷草转氨酶 （U/L）
2018/12/6	3.6	1	2.6	404	491
2018/12/10	3.7	2.6	1.1	403	593
2019/2/28	13.2	9.4	3.8	1350	1797
2019/3/5	10	2.2	7.8	579	700
2019/3/12	5.7	3.2	2.5	729	1300
2019/3/16	7.5	3.8	3.7	954	1544
2019/4/12	14.7	8.1	6.6	587	835
2019/11/30	8.1	5.9	2.2	749	1080

讨　论

III型糖原贮积症（Glycogen Storage Disease Type III，GSD III，曾称糖原累积症）是一种因糖原脱支酶（glycogen debranching enzyme，GDE）活性缺陷而引起的常染色体隐性遗传性疾病，由于位于染色体1p21上的AGL（Amylo-1,6-glucosidase,

淀粉-1,6-葡萄糖苷酶）基因突变，影响淀粉-1,6-葡萄糖苷酶（Amylo-1,6-glucosidase，AGL）和寡聚-1,4→1,4葡聚糖转移酶（Oligo-1,4-1,4-glucantransferase）的活性，导致糖原支链不能被分解，使大量带短支链的形态结构异常的极限糊精在患者的肝脏和（或）骨骼肌、心肌中堆积[1]。根据受累组织和酶学分析结果，将GSD-Ⅲ分为a、b、c、d4个亚型，其中Ⅲa型最常见，GSDⅢa型约占85%，肝脏、肌肉均受累；GSDⅢb型约占15%，仅肝脏受累；GSDⅢc型、GSDⅢd型罕见。

糖原贮积症Ⅲ型患者的临床表现随年龄增长而变化。

（1）婴儿期　表现为反复低血糖，易饥饿，低血糖抽搐发作或意识障碍，严重的有心脏增大，肝大，肌张力低，多在4岁内死亡[1]。

（2）儿童期　以肝病和低血糖为主，所有患儿均有肝功能异常和肝大，饥饿易诱发低血糖，严重的可伴抽搐。多数患者的肝大和低血糖症状随年龄的增长而改善[2]。其他还可伴有高脂血症、酮症，生长发育迟滞，身材矮小或骨龄落后，体重偏低。半数患儿可有轻度肌病，表现为乏力和易疲劳，肌张力低，运动发育迟缓，心肌病表现轻或无症状。青春期后肝脏逐渐缩小，甚至恢复正常大小，但少数患者远期可能出现肝硬化、肝功能衰竭、肝脏腺瘤、肝细胞癌[1]。本例患儿主要表现为肝功能损害、低血糖、肝大。

（3）成人期　异质性较大。有部分患者无幼年肝损表现，仅在成年期出现缓慢进展的四肢远端或近端肌无力和萎缩，可累及躯干肌，少数可有肌肉肥大或假性肥大，一般无运动相关的易疲劳、肌痛、横纹肌溶解等症状。多数成人患者在临床上的心肌病表现并不明显，但心电图和超声心动图存在异常，左心室肥厚比较常见，少数出现心房、心室扩大和心功能不全。部分患者可伴发肝功能衰竭、肝硬化、轴索性周围神经病、多囊卵巢、骨密度减低等[1～5]。

糖原贮积症Ⅲ型的诊断主要依据临床表现、实验室检查，其中糖原脱分支酶活性测定、AGL基因检测尤其重要。① 临床特点：自幼发现肝大，反复出现空腹低血糖，伴或不伴轻度无力，青春期后肝肿大减轻，低血糖发作减轻，肌病表现逐渐明显。② 胰高血糖素或肾上腺素刺激试验：空腹给予胰高血糖素或肾上腺素刺激后血糖无明显上升；餐后2h给予胰高血糖素或肾上腺素刺激后血糖明显升高[6]。③ 血清肌酸激酶水平升高，婴幼儿期肌酸激酶可能正常。④ 肌电图提示肌源性损害，伴或不伴有神经传导异常。⑤ 肌肉活检：肌纤维浆膜下大片PAS阳性空泡，可被淀粉酶消化；电镜下肌纤维内大片糖原颗粒聚集，可见较多短支链状糖原颗粒[3]。在同一肌群的不同肌束受累程度可有所不同，肌纤维内糖原贮积和肌纤维破坏的程度与临床上肌无力表现不一定平行。个别报道存在心肌空泡样改变和血管壁增厚[7]。⑥ *AGL* 基因检测：发现 *AGL* 基因致病突变有助于疾病的确诊；*AGL* 基因全长85kb，含35个外显子，已发现数十种 *AGL* 基因致病性突变，纯合突变或复合杂合突变，突变异质性大，不同种族和地域人群突变类型存在差异。有些病例仅依据基因筛查尚不能确诊，需要生化学检测组织中糖原脱分支酶活性，该病患者的糖原脱分支酶活性明显降低，但酶活性与临床严重程度无明显相关性[8~10]。本例患儿临床表现主要为肝大、肝功能损害、空腹低血糖、血清肌酸激酶水平升高，患儿基因报告提示 *AGL* 基因变异，患儿父母均为杂合子，患儿姐姐为杂合子，诊断糖原贮积症Ⅲ型明确。

糖原贮积症Ⅲ型的低龄患儿主要需要与GSDⅠ型相鉴别。Ⅰ型患儿低血糖的程度更严重；低血糖伴血乳酸增高，口服葡萄糖后血乳酸水平明显下降；高尿酸血症；不伴肌酶升高；胰高血糖素或肾上腺素刺激试验、酶活性检测和基因筛查可以帮助鉴别。以肝大为主的患儿需要与其他遗传代谢性疾病相鉴别[1]。

目前糖原贮积症Ⅲ型尚无酶替代治疗。对婴儿和儿童患者可通过采用小量多次喂食复合碳水化合物和高蛋白食物预防饥饿诱发的低血糖，注意睡前喂食，对严重的患儿甚至需要持续泵入食物，从而避免低血糖导致的组织损害。婴幼儿尽早开始食用适量的生玉米淀粉，可采取动态监测血糖正确评估患儿的血糖波动情况，有效发现患儿治疗过程中隐匿的低血糖和高血糖。针对不同类型的肝GSD应根据自身血糖情况给予个体化生玉米淀粉治疗剂量，从而优化患儿的治疗方案，改善预后，维持血糖尽量平稳[10]。青少年和成人养成规律的高蛋白-低复合碳水化合物饮食习惯，避免单糖饮食，避免长时间禁食或饥饿，可以在睡前加餐高蛋白食品，如低脂牛奶或蛋白粉等。避免饮酒等容易诱发低血糖的因素；需要警惕使用β受体阻滞剂可能会诱发低血糖；他汀类等降脂药有可能诱发肌肉损害加重。适量的运动可能对患者有益，建议定期进行运动评估，根据运动后的血糖情况、心脏功能、骨关节情况等调整运动量和运动方式。定期复查心电图和超声心动图，及时发现心肌受累情况和进行必要的治疗。当患者发展为晚期肝硬化或肝细胞癌时，可考虑肝移植，但糖原贮积症Ⅲa型病变弥散，很少有患者从中获益[11,12]。

诊疗反思

1.对于肝功能损害不明的儿童，除了排查常见的肝损原因，如病毒性肝炎、药物性肝炎等，还应重点排查有无遗传代谢性疾病。

2.对于肝大、肝功能损害的儿童，应注意排查是否为糖原贮积症。完善AGL基因检测对于诊断糖原贮积症Ⅲ型至关重要。

3.目前糖原贮积症Ⅲ型尚无有效治疗方法，主要是对症处理，本例患儿主要表现为低血糖、肝功能损害。本例患儿确诊糖原贮积症后予口服玉米淀粉防治低血糖，也可通过采用小量多次喂食复合碳水化合物和高蛋白食物预防饥饿诱发的低血糖，避免单糖饮食，注意睡前喂食，对严重低血糖的患儿甚至需要持续泵入食物，从而避免低血糖导致的组织损害。患儿肝功能损害，予口服复方甘草酸苷、谷胱甘肽护肝治疗。

4.2020年后患儿家属未遵医嘱定期复查，未予监测血糖。今后对于此类患儿家属应加强宣教，加强随访，可采取短信、电话、微信、视频等形式进行随访。

核心提示

本例患者为1岁2个月女性患儿，患儿母亲发现患儿腹部膨胀明显2月余就诊，检查提示肝功能异常、肝大、低血糖、肌酸激酶升高，入院后完善常见的可能导致肝功能损害的检查，检查结果回报排除病毒性肝炎、EB病毒感染、巨细胞病毒感染、G6PD缺乏等所致肝功能损害，结合患儿年龄小，不除外遗传代谢性疾病所致肝功能损害的可能，进一步完善基因检测，基因检测报告提示患儿AGL基因变异，患儿父母均为杂合子，患儿姐姐为杂合子，诊断糖原贮积症Ⅲ型明确。本例患儿诊断明确后予口服玉米淀粉预防低血糖，最终患儿住院期间未再发生低血糖。由此可见对于肝损原因未明的患儿应重点排查有无遗传代谢性疾病，完善基因检测至关重要。患儿诊断明确后，父母应完善基因检测以明确基因突变来源。糖原贮积症Ⅲ型患儿父母或患有糖原贮积症Ⅲ型的所有成人生育前最好进行遗传咨询。糖原贮积症Ⅲ型患者临床表现随年龄增长而变化，应定期专科门诊复诊，动态评估肝脏、肌肉、心脏等功能，从而调整治疗方案。

（何唐艳　袁淑芳）

参考文献

[1] 中华神经科杂志编辑部.关于"中国肌病型糖原累积病诊治指南"文题的更正[J].中华神经科杂志，2016（3）：1.

[2] Sentner，Christiaan P，Hoogeveen，et al. Glycogen storage disease type III：diagnosis，genotype，management，clinical course and outcome. Journal of inherited metabolic disease，2016（5）：697-704.

[3] 代英杰，陈琳，郭玉璞，等.III型糖原累积病的临床病理总结[J].中华医学杂志，2009，89（15）：1064-1066.

[4] 庄太凤，魏珉.III型糖原累积症的临床特点分析[J].山西医科大学学报，2011，42（2）：132-134.

[5] 郭潇潇，田庄，郭立琳，等.糖原累积病III型的心脏表现[J].临床心血管病杂志，2011，27（2）：134-137.

[6] 简珊，王薇，魏珉，等.肾上腺素刺激试验在糖原累积症Ⅰ型及III型分型中的诊断价值[J].协和医学杂志，2014，5（4）：389-392.

[7] Austin SL，Proia AD，Spencer-Manzon MJ，et al. Cardiac Pathology in Glycogen Storage Disease Type III[J]. JIMD Rep，2012，6：65-72.

[8] 王薇，魏珉，宋红梅，等.肌肉中糖原含量与形态测定和糖原脱支酶活性检测诊断IIIA型糖原累积症[J].中华儿科杂志，2009，47（8）：608-612.

[9] 王霞，邱文娟，叶军，等.糖原累积病III型十例AGL基因突变研究[J].中华儿科杂志，2009，47（6）：416-420.

[10] 杜彩琪，魏虹，张偲，等.动态血糖监测在肝糖原累积病治疗中的应用[J].中华儿科杂志，2021，59（6）：7.

[11] Kishnani P S，Austin S L，Arn P，et al. Glycogen storage disease type III diagnosis and management guidelines[J]. Genet Med，2010，12（7）：446-463.

[12] Mayorandan S，Meyer U，Hartmann H，et al. Glycogen storage disease type III：modified Atkins diet improves myopathy[J]. Orphanet J Rare Dis，2014，9：196.

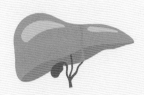

十七

儿童慢性乙型肝炎临床治愈1例

病例介绍

患者为7岁男性，因"发现肝功能异常5年，加重4个月"于2020年1月1日入住我院儿科。患儿家属代述其在当地医院体检发现肝功能转氨酶轻度升高，进一步检查发现乙肝表面抗原阳性（结果未见），无发热，无黄疸，无纳差、腹痛、腹胀，无全身乏力、肌肉酸痛，无意识障碍，在其门诊随诊，未予特殊处理。

2019年12月，外院检查转氨酶较前明显升高，2020年1月至我院门诊就诊，查乙型肝炎DNA 2.7E+08IU/mL。肝功能：丙氨酸氨基转移酶（ALT）114U/L；门冬氨酸氨基转移酶（AST）55U/L，余项正常。血常规、肾功能四项、心肌酶谱、自身免疫性肝原谱、甲功五项、优生八项无明显异常。彩超肝、胆、胰、脾无异常，未予处理。期间在我院及南宁市多家医院门诊就诊、咨询，检查肝功能示ALT波动在87～114U/L，AST波动在46～74U/L。

现为进一步治疗，门诊拟"慢性乙型肝炎"收入院。自患病来，患儿精神反应可，睡眠、食欲尚可，大小便正常，体重增加如同龄儿。既往史、个人史：生长发育正常，无精神病史，余无特殊。家族史：其母亲有慢性乙型肝炎，近2年服恩替卡韦治疗；其父亲有糖尿病史。

体格检查 T 36.5℃，P 93次/分，R 23次/分，BP 115/70mmHg，体重25.5kg，身高127cm，BMI 15.8，指脉氧99%。神清，精神可，全身皮肤无皮疹、黄染及

出血点。左耳后淋巴结大小约1.5cm×1.0cm，质中，边缘清楚，可触动，无压痛表现，余全身浅表淋巴结未触及。双侧瞳孔等大等圆，对光反射灵敏，鼻腔通畅，无鼻扇，口唇红润、口周无发绀，口腔黏膜光滑，咽稍充血，扁桃体Ⅰ度肿大，无脓点、疱疹、溃疡、滤泡。呼吸平顺，双肺未闻及干湿性啰音。心率93次/分，心音有力，心律齐，心脏各瓣膜听诊区未闻及杂音，腹平软，未触及包块，肝脏肋下未触及，肠鸣音4～5次/分。神经系统检查未见异常。

初步诊断　肝损查因：慢性乙型病毒性肝炎？

患儿目前病史特点：① 少年男性，一般情况好；母亲有乙肝病史；② 以5年来反复转氨酶升高为主要表现；③ 查体无特殊，发育大致正常。

鉴别诊断　① 病毒性肝炎；② 慢性酒精中毒；③ 非酒精性脂肪性肝炎；④ 肝静脉回流受阻；⑤ 胆汁淤积；⑥ 遗传代谢性疾病；⑦ 工业毒物或药物；⑧ 自身免疫性肝病；⑨ 血吸虫病；⑩ 隐源性。

按照鉴别诊断的思路，入院后完善相关检查。

（1）常规检查　肝功能全套：ALT 140U/L；AST 70U/L，PA 164 mg/L，余项均正常。尿常规、凝血四项、肾功四项、血电解质、铁蛋白未见明显异常。

（2）病原学检查　HBV-DNA定量$7.1×10^7$IU/mL；乙型肝炎表面抗原定量（速检）122118.94IU/mL（↑）。乙肝两对半：乙型肝炎表面抗原（定量）>>150.00ng/mL（↑），乙型肝炎表面抗体（定量）0.13mIU/mL，乙型肝炎e抗原（定量）12.60PEI U/mL（↑），乙型肝炎e抗体（定量）0.19PEI U/mL，乙型肝炎核心抗体（定量）>>7.60PEI U/mL（↑）。

（3）粪常规+找寄生虫卵、甲肝-IgM抗体、戊肝-IgM抗体、丙肝抗体、巨细胞病毒IgM抗体、单纯疱疹病毒Ⅱ型IgM未见异常。

（4）代谢性疾病相关　甲功五项、甲状腺过氧化物酶抗体、促甲状腺受体抗体、空腹血糖未见异常。

（5）自身抗体谱　ANA、ENA抗体谱、自身免疫性肝原谱未见异常。

（6）肝及肝血管、胆、胰、脾彩色多普勒（空腹）　未见明显异常。

（7）眼科会诊　未见K-F环。

患儿存在明确乙肝病史，乙肝DNA阳性，病程中无饮酒，彩超无脂肪肝、肝静脉异常、胆管扩张表现，无毒物接触史，大便未找到寄生虫卵，遗传代谢性疾病，如肝豆状核变性，我们完善眼科会诊，无K-F环，患者无神经系统症状，肝豆状核变性可能性少，故未进一步测铜蓝蛋白、血铜、尿铜；结合相关资料及鉴别排查，目前诊断考虑为乙肝引起肝损伤。

最终诊断　慢性乙型病毒性肝炎（E抗原阳性）

下一步治疗选择：① 护肝治疗；② 口服核苷类似物；③ 长效干扰素。

经知情同意、充分沟通后，按乙肝临床治愈流程给予治疗。

干扰素禁忌证排查如下。① 绝对禁忌证：失代偿期肝硬化、未控制的自身免疫病、精神病史（具有精神分裂症或严重抑郁症等病史）、未能控制的癫痫、严重感染、视网膜疾病、心力衰竭、慢性阻塞性肺病、妊娠或短期内有妊娠计划。② 相对禁忌证：甲状腺疾病，既往抑郁症史，未控制的糖尿病、高血压、心脏病。

排除禁忌后，安排长效干扰素治疗。

治疗　（1）方案制定　长效干扰素+核苷类似物，采用起始联合治疗。体表面积（body surface area，BSA）计算公式为：BSA（m^2）=0.0061×身高（cm）+0.0128×体重（kg）–0.1529。长效干扰素剂量计算=180×BSA/1.73m^2。患者体重25.5kg、身高127cm，干扰素用量为98.7μg。

（2）治疗方案　聚乙二醇干扰素α 90μg/w+拉米夫定300mg qd。

过程顺利，无特殊不适，次日予出院。

治疗结果、随访及转归　出院后3个月，患儿体重超过30kg，方案调整为聚乙二醇干扰素α 135μg/w+恩替卡韦0.5mg qd。用药及随访情况见表17-1。

表17-1　各项指标检测结果（随访）

时间	HBsAg /(IU/mL)	HBeAg /COI	HBV-DNA /(IU/mL)	ALT /(IU/L)	AST /(IU/L)	WBC /(×10⁹/L)	NEUT /(×10⁹/L)
0周	122118.9（用药前2个月）	12.6	7.1E+07	140	40	4.56	1.69
4周	—	—	6.2E+08	163	87	4.32	1.97
体重超过30kg，聚乙二醇干扰素α 135μg/w+ 恩替卡韦0.5mg qd							
12周	33339	0.972	3.88E+02	389	241	3.35	1.15
24周	37.6	0.072	低于检测下限	216	141	5.74	3.66
36周	23.44	0.102	低于检测下限	180	100	3.67	1.35

续表

时间	HBsAg /(IU/mL)	HBeAg /COI	HBV-DNA /(IU/mL)	ALT /(IU/L)	AST /(IU/L)	WBC /(×10⁹/L)	NEUT /(×10⁹/L)
体重超过 30kg，聚乙二醇干扰素 α 135μg/w+ 恩替卡韦 0.5mg qd							
48 周	2.94		低于检测下限	199	125	3.52	1.15
64 周	< 0.05	0.09	低于检测下限	92	58	3.85	
76 周	< 0.05	0.01	低于检测下限	102	58	—	
92 周	< 0.05	0.01	低于检测下限	89	52		

治疗至64周HBsAg转阴，期间多次查HBV-DNA定量转阴，达到乙肝临床治愈；并开始进行乙肝疫苗注射，随后HBsAb产生（76周时，HBsAb 88.41 IU/L）。HBsAg转阴后，聚乙二醇干扰素+恩替卡韦继续巩固半年后，停药。进行随访。

讨　论

1.儿童乙肝病毒感染流行病学

世界上大多数地区乙肝病毒感染的患病率有所下降，在韩国青少年（10～19岁）中，从1998年的2.2%下降到2010年的0.12%，这得益于乙肝疫苗及相关围生期预防手段的介入[1]。与疫苗接种前时期相比，乙肝疫苗的普及大大降低了儿童乙肝病毒感染的风险，中国15岁以下儿童的慢性乙肝病毒感染率从10.5%下降到0.8%，5岁以下儿童的慢性乙肝病毒感染率从9.9%下降到0.3%，但每年仍有约有5万名中国新生儿在围生期感染乙肝病毒，如果没有有效预防措施，其中90%以上会发展为慢性乙型肝炎[2]。

2.慢性乙肝儿童治疗的特殊性

儿童自发HBsAg清除率低，即使慢乙肝患者在儿童时期没有临床表现，他们在之后发展为肝硬化和肝癌的风险分别高达3%～5%和0.01%～0.03%[3]；慢性乙肝患儿原发性肝癌的终身患病率为9%～24%，肝硬化患病率为每年2%～3%[4]。此外有研究报道发现，对于未接受治疗的慢性乙肝患儿可出现生长障碍[5]。早期抗病毒治疗有助于阻止肝脏疾病活动进展，降低晚期重症肝病发病率[3]。

免疫耐受期不治疗的危害：儿童乙肝病毒感染如果处于免疫耐受期，暂不考虑抗病毒治疗[6]。但Kim等对413名未经核苷酸类药物治疗的乙肝免疫耐受期患者与1497名接受核苷酸类药物治疗的乙肝免疫激活期进行比较，发现免疫耐受期乙肝患者患肝癌和死亡/移植的风险更高[7]。HBV-DNA整合存在风险，已有研究提示，在HBV感染儿童的肝细胞内，有HBV-DNA整合入宿主DNA；而在免疫耐受的年轻慢性乙肝患者中存在高水平的HBV-DNA整合以及克隆性肝细胞增殖，这都可能导致患儿向肝癌方向发展[8]。早期治疗可以减少被感染的肝细胞的数量以及HBV-DNA的整合。

转氨酶作为诊断肝炎活动依据存在一定的局限性。张鸿飞等对1020例经过肝脏组织病理学诊断的儿童研究显示，儿童慢性乙肝绝大多数缺乏典型的临床症状，在743例慢性乙型肝炎儿童患儿中，有304例ALT正常肝穿后被修正诊断为慢性活动性乙型肝炎，有G1～G4级轻重不等的肝脏活动性炎症损害[9]。

3. 慢性乙肝儿童治疗时机

IFNα治疗慢性乙肝患儿HBsAg清除率为29%～35.7%，其中年龄小的患者HBsAg清除率最高可达73%[10,11]。对49例1～7岁E抗原（HBeAg）阴性慢性乙型病毒性肝炎（乙肝）的患儿，进行α干扰素（或联合拉米夫定）治疗，不同年龄段1～7岁、1～3岁、3～7岁的HBsAg清除率分别为29%、73%、9%[10]。研究提示，年龄越小的儿童，乙肝临床治愈率越高。

4. 治疗用药

（1）干扰素选用　目前批准用于治疗儿童患者的药物包括普通干扰素α（≥1岁，疗程一般24～48周）、Peg-IFN-α-2a（≥3岁，疗程48周）[6]。刘云华等[13]对10例慢性乙型肝炎患儿进行Peg-IFN-α-2a治疗52周无病毒学或任何血清学应答，用药延长至72周，发现6例（60%）达到乙肝表面抗原血清学转换，延长干扰素疗程可能提高疗效，具体延长的疗程仍需要更多的研究，而成人干扰素疗程不宜超过96周[13]。

（2）核苷（酸）类似物　目前应用主要选用恩替卡韦（≥2岁，目前内地已有口服溶液剂型）、富马酸替诺福韦（≥2岁，且体重≥17kg）；丙酚替诺福韦用于≥12岁（体重≥35kg）[6,12]。

5.Peg-IFN在儿童中的安全性与成人类似

Peg-IFN在儿童中的不良反应有发热、白细胞下降、转氨酶升高、血小板下降、流感样症状、脱发等，多数反应也是轻度的，其不良反应的发生率与成人相当且相对安全[14]。Wirth等[15]对161名3～18岁慢性乙型肝炎儿童进行干扰素治疗，具有良好的耐受性，其白细胞下降和转氨酶升高的发生率与成人相当，且其生长发育与未治疗患儿相似。

儿童慢性乙肝的患病率随着乙肝疫苗的普及有了很大的降低，但仍需重视。中国儿童CHB的治疗在不断地探索，循症医学证据在不断补充，但仍有很多问题需要解决。更积极的抗病毒治疗可以让更多儿童CHB患者受益，同时减少我国成人期肝病、肝硬化、肝癌的发生风险，降低治疗成本。

诊疗反思

1.肝功能损伤的鉴别诊断思路

常见病因有病毒性肝炎、慢性酒精中毒、非酒精性脂肪性肝炎、肝静脉回流受阻、胆汁淤积、遗传代谢性疾病、工业毒物或药物、自身免疫性肝炎、血吸虫病、隐源性。给患儿进行了相关肝损因素的排查，排除了乙肝外的因素，诊断为慢性乙型病毒性肝炎。临床工作中，针对肝损查因患者均应注意排查相关病因。特别是针对儿童患者，EB病毒、巨细胞病毒以及遗传代谢性疾病是鉴别诊断的重点。

2.干扰素禁忌证排查

临床上，我们常常关注成人慢性乙型肝炎的诊治，而儿童乙肝患者临床治愈的认识较有限，本例患者为我院消化内科与儿科联合治疗的第一例儿童慢性乙型肝炎临床治愈病例，方案使用前，注意排除相关禁忌证。① 绝对禁忌证：失代偿期肝硬化、未控制的自身免疫病、精神病史（具有精神分裂症或严重抑郁症等病史）、未能控制的癫痫、严重感染、视网膜疾病、心力衰竭、慢性阻塞性肺病、妊娠或短期内有妊娠计划。② 相对禁忌证：甲状腺疾病，既往抑郁症史，未控制的糖尿病、高血压、心脏病等。

3.乙肝临床治愈方案选择

排除禁忌证后，我们选择的治疗方案为：长效干扰素+核苷类似物，即初始联合两者治疗，存在以下优点：① 初始使用核苷类似物，发挥其快速抑制病毒的作用，可在较短时间内，把乙肝DNA抑制到较低水平；② 干扰素抗病毒作用相对较弱，但调节机体免疫功能、促进HBsAg清除作用较强；干扰素+核苷类似物联用，通过其各自不同作用机制联合抑制病毒，产生叠加及协同抗病毒作用，目前受到越来越多的关注。

4.抗病毒方案

（1）长效干扰素选用　2018年美国肝病学会乙型肝炎指南中指出，IFN-α-2b可用于1岁及以上的儿童，聚乙二醇干扰素α-2b目前被批准用于3岁以上患儿。长效干扰素用量为180×BSA/1.73，BSA（body surface area）体表面积计算公式为：BSA（m^2）=0.0061×身高（cm）+0.0128×体重（kg）–0.1529。

（2）核苷类似物选择　患儿使用的方案为干扰素+核苷类似物，成人中核苷类似物类抗乙肝病毒药物中恩替卡韦或替诺福韦是首选，但当时考虑到患儿早期体重只有25.5kg，达到拉米夫定300mg qd刚好一片用量，恩替卡韦片（当时无溶液剂型）0.5mg（一整片）需要体重达到30kg以上。治疗后反思，在儿童用药上，恩替卡韦片可根据体重进行药片用量裁切或者使用恩替卡韦口服溶液（目前内地已有此剂型）。所以在后续的儿童抗病毒病例中，我们首选的核苷类似物抗乙肝病毒药物主要为恩替卡韦片（≥2岁，目前内地已有口服溶液剂型）。

治疗后随访　患儿获得乙肝临床治愈后，经过1年多的随访，仍保持临床治愈状态，乙肝表面抗原转阴，乙肝表面抗体产生，HBV-DNA阴性，肝功能维持正常。据国内文献报道，成人乙肝临床治愈后，复发率不超过9%，并且出现乙肝复发的病例多在临床治愈1年内出现乙肝复发。所以初步判断该例儿童患者会长期维持乙肝临床治愈状态。

核心提示

1.肝功能损伤按照病因进行相关鉴别排查。

2.年龄越小的儿童期患者，接受长效干扰素治疗后HBsAg清除率越高；早期的治疗有助于降低后期疾病恶化的风险；长效干扰素+核苷类似物的起始联合治疗是值得深入研究的治疗方案。

儿童接受长效干扰素治疗的安全性与成人类似，初步研究证实儿童患者通过长效干扰素治疗，获得乙肝临床治愈的效果明显优于成人患者，值得在临床中积极实践。

（宋怀宇　何志钧）

参考文献

[1] Sarin S K，Kumar M，Lau G K，et al. Asian-Pacific clinical practice guidelines on the management of hepatitis B：a 2015 update [J]. Hepatol Int，2016，10（1）：1-98.

[2] Cui F，Shen L，Li L，et al. Prevention of Chronic Hepatitis B after 3 Decades of Escalating Vaccination Policy，China [J]. Emerg Infect Dis，2017，23（5）：765-772.

[3] Defresne F，Sokal E. Chronic hepatitis B in children：Therapeutic challenges and perspectives [J]. J Gastroenterol Hepatol，2017，32（2）：368-371.

[4] Sokal E M，Paganelli M，Wirth S，et al. Management of chronic hepatitis B in childhood：ESPGHAN clinical practice guidelines：consensus of an expert panel on behalf of the European Society of Pediatric Gastroenterology，Hepatology and Nutrition [J]. J Hepatol，2013，59（4）：814-829.

[5] Comanor L，Minor J，Conjeevaram H S，et al. Impact of chronic hepatitis B and interferon-alpha therapy on growth of children [J]. J Viral Hepat，2001，8（2）：139-147.

[6] 王贵强，王福生，庄辉，等.慢性乙型肝炎防治指南（2019年版）[J].肝脏,2019,24（12）：1335-1356.

[7] Kim G A，Lim Y S，Han S，et al. High risk of hepatocellular carcinoma and death in patients with immune-tolerant-phase chronic hepatitis B [J]. Gut，2018，67（5）：945-952.

[8] Pollicino T，Caminiti G. HBV-Integration Studies in the Clinic：Role in the Natural History of Infection [J]. Viruses，2021，13（3）：368.

[9] 张鸿飞，杨晓晋，朱世殊，等.1020例小儿肝穿刺组织病理学与临床的研究 [J].中华儿科杂志，2002，（03）：6-9.

[10] 朱世殊，董漪，王丽旻，等.1～7岁儿童E抗原阴性慢性乙型病毒性肝炎肝脏病理特征及抗病毒治疗效果 [J].中华儿科杂志，2016，（08）：587-591.

[11] Dong Y，Li M，Zhu S，et al. De novo combination antiviral therapy in e antigen-negative chronic hepatitis B virus-infected paediatric patients with advanced fibrosis [J]. J Viral Hepat，2020，27（12）：1338-1343.

[12] Terrault N A，Lok A S F，Mcmahon B J，et al. Update on prevention，diagnosis，and treatment of chronic hepatitis B：AASLD 2018 hepatitis B guidance [J]. Hepatology，2018，67（4）：1560-1599.

[13] 刘云华，李震，刘立，等. 聚乙二醇干扰素α-2a治疗HBeAg阳性慢性乙型肝炎患儿的疗效观察 [J]. 临床肝胆病杂志，2015，31（2）.

[14] Liu Y，Li H，Yan X，et al. Long-term efficacy and safety of peginterferon in the treatment of children with HBeAg-positive chronic hepatitis B [J]. J Viral Hepat，2019，26 Suppl 1：69-76.

[15] Wirth S，Zhang H，Hardikar W，et al. Efficacy and Safety of Peginterferon Alfa-2a（40KD）in Children With Chronic Hepatitis B：The PEG-B-ACTIVE Study [J]. Hepatology，2018，68（5）：1681-1694.

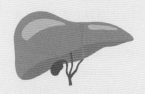

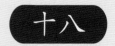

腹水1例——POEMS综合征

腹腔积液（腹水）是消化内科临床工作中常见的体征，掌握腹腔积液的鉴别思路，逐渐排查，可以发现患者存在多个系统病变情况，进而可以发现存在POEMS综合征的蛛丝马迹。目前POEMS综合征尚无标准治疗方法，主要的治疗策略是改善症状和恢复受累器官功能（对症+抗浆细胞治疗）；进展相对缓慢，5年总生存（OS）率可达85%，10年OS率接近80%，中位生存期97个月，但需要通过分层判断患者的预后情况。

病例介绍

患者为65岁男性，因"腹胀、双下肢水肿3月余"于2019年7月11日入住我院消化内科。患者自诉于3月余前无明显诱因下出现腹胀，全腹部饱胀感，进食后有所加重，伴双下肢水肿，开始为足背浮肿，此后向上蔓延加重，指压呈凹陷性，夜间休息后稍缓解甚至可消退，下床活动后再次出现下肢水肿，伴乏力、双足麻木、活动后气促，上楼梯至2楼时可出现，休息可缓解，无明显腹痛、恶心、呕吐、腹泻，无颜面水肿，无夜间阵发性呼吸困难，无畏寒、发热，无咳嗽、咳痰，无尿频、尿急、尿痛，无胸痛，无盗汗等不适。病后自行服用中草药治疗，具体不详，经治疗病情无缓解，腹胀逐渐加重，腹部出现膨隆，遂于2019年7月7日至7月11日在扶绥县当地医院住院，行甲功示甲减；腹部彩超示肝大并回声欠均匀，脾大，腹腔积液，左肾萎缩；心脏彩超未见异常，予抑酸护胃、利尿等治疗，病情无好转。遂来我院就诊，门诊拟"腹水查因"收入院。患者病后精神、睡眠、食欲欠佳，大便大致正常，尿黄，尿量800～1000mL/d，体重无明显下降。既往史：约2年前开始双下肢水肿伴双足麻木，1年余前开始出现双上肢麻木，伴双下肢、双上肢、颜面、口唇皮肤色素沉着，自服中草药治疗，具体不详，双下肢水肿可消退，但反复，双足、双上肢麻木症状无缓解。否认糖尿病、高血压、肝炎病史，否认结核等其他传染病病史，否认外伤、手术、输血史，否认有食物药物过敏史，否认烟酒嗜好，无食鱼生史。

体格检查 体温36.7℃，脉搏100次/分，呼吸20次/分，收缩压115mmHg，舒张压75mmHg，身高165cm，体重53kg，BMI 19.5kg/m²。颜面、口唇、双乳头、四肢皮肤色素沉着，皮肤巩膜无黄染，睑结膜无苍白，未见肝掌；双侧腋窝可触及直径5～25mm肿大淋巴结，活动可，无明显压痛。两肺叩诊呈清音，双肺听诊无明显干湿性啰音，心律齐，各瓣膜听诊未闻及病理性杂音，腹膨隆，可见腹壁静脉显露，未见肠型及蠕动波，全腹无明显压痛，全腹未扪及包块，肝、脾肋下未及，墨菲征阴性，双肾未扪及，输尿管行程无压痛，麦氏点无压痛和反跳痛；双肾区无叩击痛，叩诊肝脾浊音界存在，肝区无叩击痛；移动性浊音阳性，肠鸣音正常，未闻及血管杂音。双下肢膝关节以下对称性凹陷性水肿。腹部及四肢表现：双侧乳晕色素沉着，腹壁静脉显露，腹部膨隆，双手、双下肢色素沉着（图18-1）。

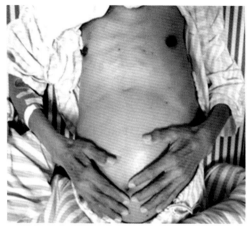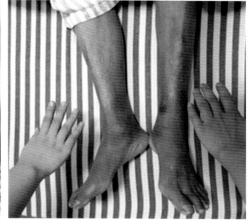

图 18-1　腹部及四肢临床表现

实验室及其他检查 2019年7月外院检查结果如下。甲功五项：T_3 0.37nmol/L（↓），FT_3 2.93pmol/L（↓），T_4 60.74nmol/L（↓），FT_4 6.34pmol/L（↓），TSH 23.49μIU/mL（↑）。腹部、阑尾、腹腔彩超：① 肝脏增大并回声欠均匀；② 肝内胆管结石；③ 胆囊壁水肿；④ 脾脏增大；⑤ 腹腔积液。上腹部CT平扫+增强：腹腔、盆腔大量积液，左肾多发囊肿，左肾小结石。泌尿系彩超：① 左肾萎缩；② 左肾囊肿；③ 右肾弥漫性病变；④ 右肾结石。心脏彩超：静息状态下超声心动图未见异常，左心收缩功能测定在正常范围。

入院后检查。血细胞分析：白细胞计数 $4.17×10^9$/L；粒细胞比率53.9%；血红蛋白111g/L；血小板计数 $53×10^9$/L（↓）。降钙素原1.24ng/mL（↑）；尿常规+分析：尿潜血3+（↑）；红细胞镜检+HP（↑）；酸碱度5.00（↓）。粪常规+隐血：正常。粪便找虫卵：未找到寄生虫卵。生化：白蛋白31.4g/L（↓）；球蛋白36.3g/L；高密度脂蛋白胆固醇1.02mmol/L（↓），钙2.09mmol/L（↓）；钠134mmol/L（↓）；尿素15.00mmol/L（↑）；肌酐153μmol/L（↑）；尿酸526μmol/L（↑）；乳酸脱氢酶68U/L（↓）；内生肌酐清除率22mL/min（↓）。血清蛋白电泳：γ-球蛋白21.7%（↑）；α2-球蛋白13.0%（↑）；β-球蛋白21.3%（↑）；α1-球蛋白5.5%（↑）。凝血四项：大致正常。补体+免疫球蛋白+血轻链二项+RF：补体C3 0.62g/L（↓）；免疫球蛋白IgA 14.50g/L（↑）；免疫球蛋白IgE 264IU/mL（↑），免疫球蛋白IgM 0.86g/L；免疫球蛋白IgG 14.40g/L；轻链λ 11.90g/L（↑）；血轻链κ/λ 0.97（↓）；轻链κ 11.60g/L。免疫固定电泳：免疫球蛋白G阴性；κ轻链阴性；免疫球蛋白M阴性；免疫球蛋白A阳性（↑）；λ轻链阳性（↑）。腹水常规：白细胞计数 $240.00×10^6$/L；单个核细胞92.00%；黏蛋白定性（Rivalta）+（↑）。腹水生化：乳酸脱氢酶49U/L；总蛋白定量49.4g/L；葡萄糖定量5.77mmol/L；氯化物106mmol/L；白蛋白定量24.7g/L；腺苷脱氨酶＜4.0U/L。甲功5项：总甲状腺素60.74nmol/L（↓）；游离甲状腺素6.34pmol/L（↓）；促甲状腺激素23.49uIU/mL（↑）；游离三碘甲状原氨酸2.93pmol/L（↓）；三碘甲状原氨酸0.37nmol/L（↓）。皮质醇（8AM/4PM/0AM）383.66/277.19/316.53nmol/L。促肾上腺皮质激素（8AM/4PM/0AM）51.29/35.29pg/54.46pg/mL。性激素5项（男）：睾酮37.66ng/dL（↓）。24H尿电解质：钾14.70mmol（↓）；钙1.00mmol（↓）；氯93mmol（↓）；钠82mmol（↓）。24h尿量1200mL。HIV抗体、梅毒、丙肝抗体、类风湿因子、ANA、ENA、ANCA、抗双链DNA、自身免疫性肝原谱、免疫溶血检测、前列腺

特异性抗原、癌胚抗原、甲胎蛋白测定（AFP）、CA19-9、糖化血红蛋白：未见明显异常。24H尿蛋白定量：185mg/24h尿（↑）。铁代谢三项：（血清）铁7.0μmol/L（↓）；总铁结合力27.2μmol/L（↓）；转铁蛋白1.30g/L（↓）。结核感染T细胞斑点试验阳性（↑）。乙肝两对半定量：乙型肝炎表面抗体（定量）207.56mIU/mL（↑）；乙型肝炎e抗体（定量）0.29PEI U/mL（↑）；乙型肝炎核心抗体（定量）1.98PEI U/mL（↑）。EB病毒DNA载量检测1.2E+3copies/mL（↑）。心电图报告单：窦性心律，肢导联QRS低电压，ST-T改变。腹部彩超：腹腔大量积液（深度101mm）。腹主动脉＋下腔静脉彩色超声：腹主动脉未见栓塞，下腔静脉未见栓塞。肝、脾超声：肝脏、脾脏未见明显异常。泌尿系B超：右侧输尿管上段扩张并右肾积水，不除外远端梗阻；右肾积水及输尿管扩张处实质回声充填，不除外感染；左肾多发囊肿；双肾实质回声稍强，请结合临床；膀胱未见结石。甲状腺超声：甲状腺左叶结节，结甲？淋巴结超声：双侧腋窝见多个实质低回声结节，较大约34mm×20mm（左侧）、53mm×30mm（右侧），边界清楚，内回声欠均，内未见淋巴门结构，后方回声无变化。肺部CT：① 两侧肺气肿并部分肺大疱形成；② 两下肺炎症，双侧胸腔积液；③ 两肺结节影，性质待定，建议复查；④ 纵隔、两侧腋窝下肿大淋巴结显示，请结合临床；⑤ 腹水。全腹MRI：① 肝脏多发囊肿；② 胆囊炎；③ 脾脏小囊肿；④ 双肾多发囊肿；⑤ 双肾盂及所及输尿管管壁明显增厚，炎症？⑥ 双肾筋膜、腹膜增厚，炎症？建议进一步检查；⑦ 腹腔大量积液；双侧胸腔积液（图18-2）。

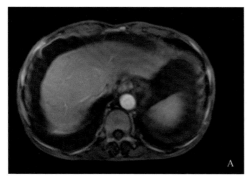
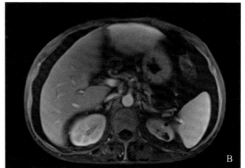

图18-2　腹部MRI

诊断　① 腹水查因

② 甲状腺功能减退症

③ 左肾多发囊肿

④ 左肾结石

1.初步诊断思维

病史特点 ① 老年男性，起病亚急。② 以腹胀、双下肢水肿为主要表现；既往有肢体麻木情况。③ 查体：多处皮肤色素沉着，部分浅表淋巴结肿大，腹移动性浊音（+），双下肢对称性凹陷性水肿。④ 辅查：腹水，甲减，心超（-）。

2.鉴别思路

① 心脏及血管病变：慢性右心衰竭、心包炎、限制型心肌病。② 肝脏疾病。③ 肾脏疾病。④ 腹膜疾病。⑤ 营养障碍性疾病。⑥ 其他疾病（乳糜性腹水、胰源性腹水、甲减、POEMS综合征等）：其中最常见的三大原因为肝硬化、恶性肿瘤、结核性腹膜炎。

3.完善相关检查。

4.最终诊疗思维

目前无心脏、肝脏、肾脏、营养障碍等依据，寻找其他引起腹水的原因。患者存在四肢麻木、皮肤色素沉着、浅表淋巴结肿大、腹水、甲减，是否存在一些少见疾病？通过MDT讨论并查阅相关资料，患者存在POEMS综合征类似的表现。POEMS综合征诊断需要符合以下2条强制标准、至少1条主要标准和至少1条次要标准。那么患者是否符合呢？

（1）强制标准

① 周围神经病变　患者双足、双上肢麻木。神经内科会诊意见为"现患者考虑周围神经病变，贵科情况允许可予完善肌电图、腰穿、腰髓MRI等以进一步明确病情，可暂予营养神经治疗（甲钴胺等），我科随诊。"

② 单克隆浆细胞增殖（M蛋白阳性或浆细胞瘤）　骨髓病理组织学报告示（右髂前上棘）骨髓组织，造血面积约占20%。粒红比值约为2∶1，巨核细胞1～2个/HPF，见散在或灶性分布的浆细胞样细胞（约占有核细胞的50%）。铁（2+）。免疫组化：浆细胞样细胞CD138（+）；CD61（-）；E-Cadherin（-）；MPO（-）；k（-）；λ（+）。符合浆细胞骨髓瘤。

（2）主要标准

① Castleman病　淋巴结活检：（右腋窝淋巴结）淋巴结组织，可见淋巴结结

构存在，套区环形增生，中央淋巴滤泡萎缩，滤泡树突细胞增生，可见淋巴窦扩张，周围见较多成熟的浆细胞片状生长，局部可见副皮质区血管增生，可见血管长入生发中心现象，符合浆细胞型Castleman病。免疫组化：CD20×2（B细胞+）；CD3（T细胞+）；Bcl-2（生发中心外B细胞+）；CD21、CD23（滤泡树突细胞+）；Ki-67×2（+）；CyclinD1（−）；CD123、CD68（树突细胞+）；HHV-8（−）。原位杂交：EBER（−）（图18-3）。

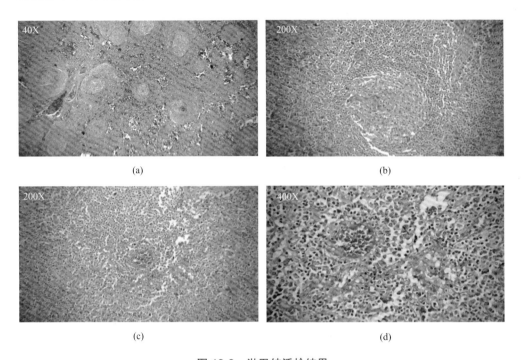

(a)

(b)

(c)

(d)

图 18-3　淋巴结活检结果

（a）淋巴滤泡增生，套区增生，滤泡间区小血管增生；（b）生发中心萎缩，生发中心内血管内皮细胞增生并玻璃样变，可见血管穿入生发中心，套细胞洋葱皮样排列；（c）、（d）滤泡间区血管增生并玻璃样变，较多浆细胞浸润

② 硬化性骨病　骨盆＋头颅平片：头颅及双侧耻骨可见数个大小不一穿凿样、鼠咬状骨质破坏区，边缘稍模糊，无硬化边，各骨普遍骨质疏松；符合多发性骨髓瘤改变，请结合临床。患者无硬化性骨病。

③ VEGF水平升高　血管内皮生长因子（VEGF）400.76pg/mL（正常范围0 ～ 142pg/mL）。

（3）次要标准

① 器官肿大　患者有肝脾大。

② 水负荷增加　患者有大量腹水。

③ 内分泌病变　患者有甲状腺功能减退。

④ 皮肤改变　患者有色素沉着。

⑤ 视盘水肿　患者无视盘水肿。

⑥ 血小板增多症/红细胞增多症　患者无血小板增多、红细胞增多。

5.最终诊断

① POEMS综合征。

② 多浆膜腔积液。

③ 慢性肾功能不全。

④ 脾囊肿。

⑤ 双肾多发囊肿。

⑥ 肝多发囊肿。

⑦ 肺大疱。

治疗　（1）对症治疗　利尿、营养支持、维持水电解质平衡。

（2）转血液内科进行化疗　予BD方案化疗：硼替佐米2mg d1、d4、d8、d11；地塞米松15mg d1、d4、d8、d11。

治疗结果、随访及转归　POEMS综合征目前尚无标准治疗方案，但可根据不同危险分层选择恰当的治疗。其治疗包括免疫抑制剂、烷化剂、蛋白酶抑制剂、干细胞移植、自身细胞因子诱导的杀伤细胞、局部放疗等。李剑[9]按照疾病进展的危险分层，提出了不同的治疗选择方案（图18-4）。

患者经规范治疗后，建议每3～6个月随访1次，随访内容包括：神经功能评价（ONLS评分）、原有症状的缓解情况（水肿、浆膜腔积液、乳房大小、皮肤病变等）、有无新发症状/体征、血尿免疫固定电泳、甲状腺功能、血清VEGF水平、血糖等，但不建议对骨髓和骨骼进行常规评价[9]。患者后续因个人原因，未再继续复诊，间断于当地医院就诊及用药治疗，约2年后死亡。

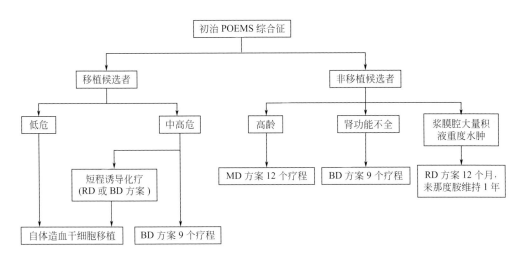

图 18-4　POEMS 综合征治疗方案

BD方案：硼替佐米＋地塞米松；MD方案：美法仑＋地塞米松；RD方案：来那度胺＋地塞米松

讨　论

1956年首先由Crow描述该病，Bardwick在1980年首次将主要症状的首字母polyneuropathy（多发周围神经病变）、organomegaly（器官肿大）、endocrinopathy（内分泌疾病）、monoclonal protein（单克隆免疫球蛋白）、skin changes（皮肤变化）组合，形成了现在的POEMS综合征。本病小样本流行病学调查显示发病率约为0.3/10万，其发病率低，目前已经列入我国首批罕见病目录[1]。

发病年龄30～83岁，男性较多，起病隐匿，随着疾病进展，临床表现逐渐增多，可累及多系统，临床表现复杂多样，早期无特异性，从发病到确诊时间为15～18个月[2,3]。

1.可能的病因与发病机制

本病病因及发病机制尚未明确，可能与下列因素有关。

（1）浆细胞的恶性增生　其分泌的有毒物质造成组织器官的损伤，如浆细胞表达的M蛋白轻链绝大部分为λ轻链。

（2）病毒的感染　有研究认为与EB病毒、HHV-8病毒相关[4]。

（3）血管内皮生长因子（VEGF）过度表达　VEGF可引起微血管通透性增加以及神经内膜损伤；VEGF水平过高可能在血管外容量超负荷、骨损伤、肾小球血管瘤等病变中发挥致病作用[5]。VEGF水平增高可能与POEMS综合征中异常浆细胞增殖相关，而抗浆细胞治疗后VEGF水平降低[6]。

此外，染色体14q32的异位与13q14的缺失，是最常见的细胞遗传学异常，但临床特征与细胞遗传异常之间没有显著相关性[7]。

结合目前资料，本文病例患者出现大量腹水，可能与低白蛋白血症引起渗透压改变、VEGF水平增高引起血管通透性增加等因素相关。

2.临床表现

（1）多发性周围神经病变　这是诊断POEMS的首个强制条件之一。疾病初期常见为渐进性的运动感觉周围神经病，多先从双下肢起病，逐渐向上肢双称性发展，表现为麻木、刺痛感，后期可出现无力症状。随病程进展，运动症状较感觉症状突出，除视盘水肿外不累及中枢神经；肌电图可出现四肢和感觉神经传导速度减慢或波幅降低[1]。

（2）其他临床表现

① 全身脏器肿大：研究显示约50%患者可出现器官肿大，其中26%出现淋巴结肿大，部分淋巴结活检病理为Castleman病[2]。

② 内分泌异常：表现为甲状腺功能减退（14%）、血糖升高（3%）、性功能下降（闭经、泌乳、勃起功能障碍等）、肾上腺皮质功能不全（16%）等[2]。

③ 皮肤改变：约68%出现皮肤改变，主要为皮肤色素沉着、手足发绀、新生毛细血管增多、多毛症等[1,2]。

（3）辅助检查

① 血清或尿液免疫固定电泳游离轻链阳性，且M蛋白为IgG或IgA λ型。

② 血管内皮生长因子水平，血浆＞200pg/mL或血清＞1920pg/mL。

③ 内分泌系统提示甲状腺、肾上腺皮质功能减退，而血糖水平升高等。

④ 骨髓活体组织检查：可见浆细胞增多。

⑤ 淋巴结病理：有研究对15例淋巴结进行活检病理，发现11例（73%）为Castleman病[2]。

⑥ 硬化性骨病：可见于约95%患者中，表现为骨质致密的硬化、溶解并带有硬化边的肥皂泡外观等。

⑦ 超声或CT等可见肝脾大、淋巴结肿大、胸腹腔积液[8]。

3.诊断标准

POEMS的诊断标准[8]如表18-1所示，满足2条强制标准+1条主要标准+1条次要标准时，则诊断本病。此外，部分患者未能完全满足诊断标准时，比如没有检测到浆细胞分泌的M蛋白，但其符合主要标准2、3，几乎所有次要标准，另外，约50%患者首发时并无周围神经病变，而这些病例，抗浆细胞治疗效果较良好，此类病例称为POEMS综合征变异型，这种情况下，一方面部分典型的诊断特征表现非同步出现，另一方面，也不能盲目扩大POEMS综合征变异型的诊断[9]。

表 18-1 POEMS 综合征诊断标准

强制标准	1. 周围神经病变（通常脱髓鞘）
	2. 单克隆血浆细胞增殖性疾病（几乎都是 λ 型）
主要标准	1.Castleman 病
	2. 硬化性骨病变
	3. 血管内皮生长因子（VEGF）升高
次要标准	1. 器官肿大（脾大、肝大或淋巴结肿大）
	2. 血管外容量负荷增加（周围性水肿、胸腔积液、腹腔积液）
	3. 内分泌紊乱（肾上腺、甲状腺、垂体、性腺、甲状旁腺、胰腺）①
	4. 皮肤变化（色素沉着、肾小球血管样瘤、手足发绀、指尖发白）
	5. 视盘水肿
	6. 血小板增多症 / 红细胞增多症
其他症状、体征	多汗症、肺动脉高压 / 阻塞性肺疾病、腹泻、维生素 B_{12} 降低

① 说明由于糖尿病和甲状腺疾病的发病率很高，仅凭这一诊断不足以满足这一次要标准。

注：诊断标准是2条强制标准+1条以上主要标准+1条以上将要标准。

4.预后分层

目前还没有已知的分子或遗传风险因素可以预测整体生存期，本病的病程通常是慢性的，通过治疗，本病10年总生存率77% ～ 79%[9,10]。李剑等对362例POEMS综合征患者建立预后模型，将年龄＞50岁（1分）、肺动脉高压（1分）、胸腔积液（1分）和表皮生长因子受体（EGFR）＜30mL/（min·1.73m²）（2分）合计结果，作为患者分组依据，分为高危（2～5分）、中危（1分）和低危（0分）三组，其中低危、中危、高危患者的10年总生存率分别为98%、75%、50%[9]。本文中患者年龄＞50岁（1分）、腹腔积液（1分），未行表皮生长因子受体检测，患者评分至少2分，属于高危组。

诊疗反思

1.易误诊

POEMS综合征最常见的首发症状为周围神经病变和水负荷增多（水肿、腹腔积液），首诊科室多为神经内科（肢体麻木、无力）、肾内科（水肿）或消化内科（腹水），依照不同的临床症状相应地容易被误诊为慢性吉兰-巴雷综合征、慢性肾炎或结核性腹膜炎。大部分患者在首诊时除了主要症状外，往往已合并其他症状或体征，但常被首诊医师忽略。例如周围神经病变患者首次就诊于神经科时多数已出现皮肤改变、男性乳腺发育/阳痿、肢体水肿、甲状腺功能减退症等。如果专科医师能够关注其专科外的症状和体征，应能显著降低漏诊率。

2.腹水鉴别诊断

按照腹水的鉴别诊断思维，对于腹水的多种原因分析，从中一步步养成诊疗思维模式，以提高鉴别和诊断的能力。

3.不足

患者有较多的腹水，但本次住院未进行胃镜、肠镜检查，仅做腹部CT，可能会有漏诊胃肠道肿瘤病变等的风险。

核心提示

（1）腹腔积液病因可为心、肝、肾、腹膜疾病及营养障碍等，常见病因如肝硬化、恶性肿瘤、结核性腹膜炎被排除后，需要根据疾病特点寻找其他病因。

（2）POEMS综合征是一组以周围神经病变、器官肿大、内分泌病变、M蛋白以及皮肤改变为主要临床表现的罕见浆细胞病；其发病率低，目前已经列入我国首批罕见病目录。

（3）结合患者的危险度进行分层，合理选择药物综合治疗方案，规律地随访，以改善患者预后。

（宋怀宇　何志钧）

参考文献

[1] 中国POEMS综合征周围神经病变诊治专家共识[J]. 中华神经科杂志, 2019, (11): 893-897.

[2] Dispenzieri A, Kyle R A, Lacy M Q, et al. POEMS syndrome: definitions and long-term outcome [J]. Blood, 2003, 101 (7): 2496-2506.

[3] 张超, 王先令, 陈予龙, 等. 136例POEMS综合征患者内分泌代谢异常的临床特点回顾性分析[J]. 国际内分泌代谢杂志, 2021, 41 (1): 38-43.

[4] Belec L, Mohamed A S, Authier F J, et al. Human herpesvirus 8 infection in patients with POEMS syndrome-associated multicentric Castleman's disease [J]. Blood, 1999, 93 (11): 3643-3653.

[5] Keddie S, Lunn M P. POEMS syndrome [J]. Curr Opin Neurol, 2018, 31 (5): 551-558.

[6] 徐肖飞, 黄健. POEMS综合征分子机制及诊治新进展[J]. 浙江临床医学, 2021, 23 (9): 1374-1377.

[7] Kang W Y, Shen K N, Duan M H, et al. 14q32 translocations and 13q14 deletions are common cytogenetic abnormalities in POEMS syndrome [J]. Eur J Haematol, 2013, 91 (6): 490-496.

[8] Dispenzieri A. POEMS Syndrome: 2019 Update on diagnosis, risk-stratification, and management [J]. Am J Hematol, 2019, 94 (7): 812-827.

[9] 李剑. 我如何诊断和治疗POEMS综合征 [J]. 中华血液学杂志, 2019, (05): 368-371.

[10] Dispenzieri A. POEMS syndrome: 2021 Update on diagnosis, risk-stratification, and management [J]. Am J Hematol, 2021, 96 (7): 872-888.

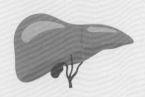
十九

自身免疫性肝硬化1例

病例介绍

　　患者为49岁女性，因"反复肝功能异常1年。"于2021年1月7日入住我院消化内科。患者自诉2020年1月因月经增多于当地医院就诊，检查发现查肝功能异常"ALT 265U/L，AST 267U/L，白蛋白28.3g/L，球蛋白32.5g/L"，腹部彩超提示"肝实质光点稍增粗"，予护肝治疗（具体不详），后出现黄疸逐渐加深，伴纳差、厌油、乏力，无皮肤瘙痒、腹胀、腹痛等，2020年3月12日我院门诊就诊，查肝功能"总胆红素159.0μmol/L，直接胆红素92.6μmol/L，ALT 56U/L，AST 441U/L"，于3月18日至4月1日在我科住院，复查肝功能"总胆红素250.2μmol/L，直接胆红素140.9μmol/L，白蛋白30.3g/L，ALT 83U/L，AST 564U/L，总胆汁酸329.2μmol/L"，自身抗体提示"抗核抗体细胞核均质型1∶320；抗核抗体细胞浆颗粒型1∶100"，肝脏多期CT提示"考虑肝硬化，脾大，少量腹水"，诊断考虑"肝硬化，药物性肝损害？"，予护肝、退黄、调节肠道菌群、抗感染、输血浆、间断短期使用激素等对症支持治疗，经治疗后4月1日复查肝功能较前好转："总胆红素81.9μmol/L，直接胆红素52.9μmol/L，白蛋白33.5g/L，γ-谷氨酰转移酶56U/L，总胆汁酸280.9μmol/L"；凝血功能"PT 20.50s；INR 1.73"，病情好转出院。出院后继续口服熊去氧胆酸（J）（250mg tid）及保肝药治疗，后复查肝功能较前好转，5月14日查肝功能"总胆红素24.8μmol/L，直接胆红素14.5μmol/L，丙氨酸氨基转移酶58U/L，门冬氨酸氨基转移酶66U/L"，IgG 17.5g/L，但之后监测转氨酶、IgG渐升高，7月14日复查肝功能"总胆红素26.2μmol/L，直接胆红素8μmol/L，白蛋白31.1g/L，丙氨酸氨基转移酶266U/L，门冬氨酸氨基转移酶248U/L"，于2020年7月21日再次至我科住院治疗，复查肝fibroscan提示"CAP 176dB/m，E 19.8kPa"，肝脏多期CT增强提示"考虑肝硬化，脾大，余同前"，无痛胃镜提示"慢性非萎缩性全胃炎伴糜烂；贲门炎"，诊断考虑"① 肝硬化，脾功能亢进；② 药物诱导自身免疫性肝炎？"，予保肝、退黄、激素［泼尼松龙片（J）30mg，qd］、免疫抑制剂（硫唑嘌呤片50mg，qd）、补钙、护胃等对症支持治疗后，患者病情好转出院，后定期门诊复查及规律调药，2020年10月27日复查肝功能：丙氨酸氨基转移酶39U/L，IgG恢复正常（13.4g/L），遂停用激素及免疫抑制剂。2021年1月5日至门诊复查再次出现肝功能异常"丙氨酸氨基转移酶113U/L，门冬氨酸氨基转移酶126U/L"，遂建议住院治疗，门诊排除新冠肺炎后拟"肝损害查因"于2021年1月7日收住院。患者自起病以来，精神可，食欲可，睡眠可，大小便正常，近3月来体重增加3kg。既往有高血压病史1年余，用厄贝沙坦氢氯噻嗪片、硝苯地平缓释片治疗。既往有贫血及子宫肌瘤病史，1年余前因月经量增多行"刮宫术"及输血治疗，患者病前因月经量增多有服用中药1周病史（具体不详）。否认糖尿病、冠心病、肾病等病史，否认病毒性肝炎、肺结核等传染病史，否认其他手术史，无药物、食物过敏史，预防接种史不详。否认烟酒及其他不良嗜好，无食鱼生史。否认家族中有传染性、遗传性疾病及类似病史。

体格检查 T 36.3℃，P 74次/分，R 19次/分，BP 159/95mmHg，身高154cm，体重66kg，神志清，精神可，皮肤巩膜无黄染，睑结膜无苍白，未见肝掌及蜘蛛痣。双肺叩诊呈清音，双肺听诊无明显干湿性啰音。心律齐，各瓣膜听诊未闻及病理性杂音。腹平软，无腹壁静脉显露，未见肠型及蠕动波，全腹无压痛、反跳痛，全腹未扪及包块，肝、脾肋下未及，墨菲征阴性，双肾未扪及，输尿管行程无压痛，麦氏点无压痛和反跳痛，双肾区无叩击痛，叩诊肝脾浊音界存在，肝区无叩击痛，移动性浊音阴性，肠鸣音正常，未闻及血管杂音。双下肢无水肿。

实验室及其他检查 （2020年7月我院）血细胞分析+超敏C：HGB 76g/L，血细胞比容24.5%，平均红细胞体积68.1fL，平均RBC血红蛋白含量21.1pg。

凝血功能：PT 21.50s，INR 1.91。肝功能：总胆红素250.2μmol/L，直接胆红素 140.9μmol/L，ALB 30.3g/L，ALT 83U/L，AST 564U/L。免疫球蛋白：IgG 29.30g/L。自身抗体：抗核抗体细胞核均质型1：320；抗核抗体细胞浆颗粒型1：100。病毒学标志物：乙肝两对半定量示"乙型肝炎e抗体（定量）5.44PEI U/mL，乙型肝炎核心抗体（定量）51.70PEI U/mL"，乙型肝炎病毒DNA阴性。甲肝、戊肝、丙肝、HIV、梅毒、EB病毒、巨细胞病毒均阴性。肿瘤标志物：AFP 51.87μg/L；CA19-9 168.21U/mL；CEA正常。叶酸测定＋维生素B_{12}＋铁蛋白测定：血清维生素 B_{12}＞1107.00pmol/L。尿常规＋分析：尿蛋白（+–）；尿胆原（2+）μmol/L；尿胆红素（3+）。粪常规、G6PD酶、糖化血红蛋白、甲功未见异常。2020年3月子宫、附件阴式彩色多普勒超声：考虑子宫肌瘤，右侧附件区系膜囊肿？左侧卵巢囊肿？盆腔积液。2020年3月肝脏多期CT增强：① 考虑肝硬化，脾大，少量腹水；② 肝左外叶下段小囊肿；③ 胆囊壁水肿；④ 考虑左肺上叶下舌段炎症，左侧胸腔少量积液。2020年7月复查肝脏多期CT增强：考虑肝硬化，脾大，肝左外叶下段小囊肿。2020年7月肝fibroscan：CAP 176dB/m，E 19.8kPa。2020年7月无痛胃镜：① 慢性非萎缩性全胃炎伴糜烂；② 贲门炎。2020年7月骨密度检查正常。（2021年1月7日，我院）血细胞分析（不含网织）正常；新型冠状病毒核酸示ORF Lab基因未检出。胸片示双肺心膈未见异常。

入院初步诊断 1.肝损查因

2.肝硬化

3.高血压病

4.子宫内膜息肉切除术后

入院时诊断思路 患者因"反复肝功能异常1年"入院，诊断肝损查因。肝损害常见十大病因：病毒性肝炎（甲、乙、丙、丁、戊肝等）、药物性肝损害、酒精性肝病、非酒精性脂肪性肝病、自身免疫性肝病、胆汁淤积性肝病、肝寄生虫病、代谢性疾病（甲亢、肝豆状核变性、血色病等）、血管性病变（缺血性肝病等）、隐源性肝病。患者已完善甲乙丙丁戊肝抗体、乙肝DNA、HIV、梅毒、EB病毒、巨细胞病毒检查均阴性，排除了病毒感染引起肝损害。患者无长期饮酒或近期大量饮酒史，B超、肝CT及fibroscan等影像学均未提示脂肪肝，排除了酒精性肝病及非酒精性脂肪性肝病。患者腹部B超及CT均未发现胆管狭窄、肝内外胆管扩张等肝外胆汁淤积表现，目前不考虑。患者无食鱼生史，多次大便未找到肝吸虫病史，目前无肝吸虫病依据。其甲功、血清铁蛋白正常，无甲亢、血色病依据，下一步可行血清铜、铜蓝蛋白及尿铜检查去排查肝豆状核变性。患者无休克症状，影像学未提示肝血管狭窄、下腔静脉狭窄表现，目前无血管性病变依据。

后续检查　入院继续完善相关检查，复查乙肝两对半定量。乙肝两对半定量：乙型肝炎表面抗原（定量）0.01IU/mL；乙型肝炎表面抗体（定量）0.50mIU/mL；乙型肝炎e抗原（定量）0.01PEI U/mL；乙型肝炎e抗体（定量）5.44PEI U/mL；乙型肝炎核心抗体（定量）51.70PEI U/mL。肝功能全套+肾功能四项+血糖（空腹）+心肌酶谱+血脂六项：丙氨酸氨基转移酶109.90U/L；天门冬氨酸氨基转移酶105.60U/L；γ-谷氨酰转移酶45.50U/L；总胆汁酸19.40μmol/L；尿酸366.10μmol/L。抗核抗体ANA+抗中性粒抗体+可提取性核抗原（ENA）+抗双链DNA+自身免疫性肝原谱检查：抗核抗体细胞核均质型1∶100；抗核抗体细胞核斑点型1∶100；抗核抗体细胞浆颗粒型1∶100；抗双链DNA 0.16，余未见异常。超敏C反应蛋白+血细胞分析（不含网织）：粒细胞比率42.5%；淋巴细胞比率40.8%；单核细胞比率13.4%；嗜碱性粒细胞比率1.2%；超敏C反应蛋白3.68mg/L。补体C3、C4、电解质、艾滋病抗体、梅毒血清试验（RPR）、丙肝抗体定量试验、尿常规+分析、糖化血红蛋白、凝血四项、大便分析（仪器法）未见异常。心电图报告单：正常范围心电图。肝、胆、胰、脾、双肾、输尿管彩超（空腹）：肝弥漫性病变，考虑肝硬化超声改变；右肾实质钙化灶；胆囊未见明显异常；胰腺未见明显占位；脾脏未见明显异常；输尿管未见明显扩张。肝脏多期CT：对比2020年7月27日CT旧片：① 考虑肝硬化，脾大，同前；② 肝左外叶下段小囊肿，同前。肝ARFI弹性超声检测：ARFI定量测量数据高于正常范围（F4，建议定期复查）。外送自身免疫性肝病抗体八项、血清铜、铜蓝蛋白、尿铜未见异常。排除禁忌证后于2021年1月12日行B超引导下肝穿刺活检术，术后予卧床休息、止血等对症治疗，术后无不适。后肝穿病理结果报告：（右肝）肝脏穿刺组织，局部纤维间隔形成，汇管区及纤维间隔内较多淋巴细胞及个别浆细胞、嗜酸性粒细胞浸润，中度界面炎，部分肝细胞水肿，诊断：肝硬化，请结合临床及实验室检查除外自身免疫性肝炎或药物性肝炎可能。特染：Ag（纤维组织+）。免疫组化：CD34（血管内皮+）；Glypican-3（-）。

再次总结患者病情特点 患者反复肝损，起病初期行腹部B超即提示"肝光点粗"，2月后查腹部CT即提示为肝硬化，先按DILI治疗方案予停用肝损药物、护肝治疗肝功无好转，出现病情进展，使用激素、免疫抑制治疗有效，停药后肝损反复，查免疫球蛋白IgG明显升高≥2倍，予激素、免疫抑制治疗后下降，停药后IgG再次上升，多次自身抗体ANA阳性，仔细阅肝脏病理片提示为AIH典型表现（中度界面炎、汇管区淋巴-浆细胞浸润、肝细胞玫瑰花环样改变、穿入现象、假小叶形成），见图19-1，排查了病毒、酒精、脂肪肝、铜铁代谢异常等其他病因，根据《2008年简化AIH诊断积分系统》评分为7分，诊断AIH明确（表19-1）。

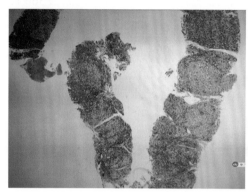

（a）肝穿病理HE

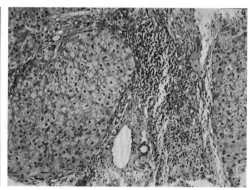

（b）中度界面炎

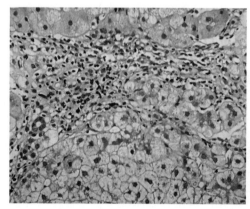

（c）汇管区淋巴-浆细胞浸润

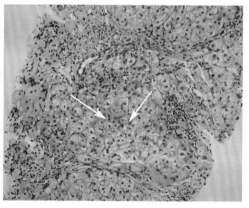

（d）肝细胞玫瑰花环样改变

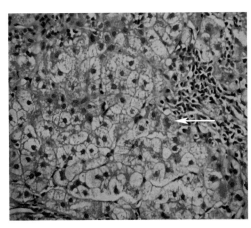

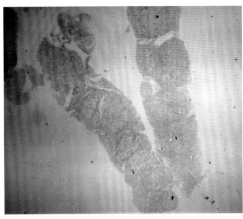

（e）穿入现象　　　　　　　　　　　（f）假小叶形成（银染）

图 19-1　病理表现

表 19-1　简化 AIH 诊断积分系统（2008 年）

变量	标准	分值	备注
ANA 或 ASMA	≥ 1 ： 40	1 分	相当于我国常用的 ANA 1 ： 100 的最低滴度
ANA 或 ASMA LKM-1 SLA 阳性	≥ 1 ： 80 ≥ 1 ： 40 阳性	2 分	多项同时出现时最多 2 分
IgG	＞正常值上限 ＞ 1.10 倍正常值上限	1 分 2 分	
肝组织学	符合 AIH 典型 AIH 表现	1 分 2 分	界面性肝炎、汇管区和小叶内淋巴 - 浆细胞浸润、肝细胞玫瑰花环样以及穿入现象被认为是特征性肝组织学改变，4 项中具备 3 项为典型表现
排除病毒性肝炎	是	2 分	
		=6 分：AIH 可能 ≥ 7 分：确诊 AIH	

鉴别诊断 病毒性肝炎、代谢相关性脂肪性肝病、血色病、Wilson病、肝血管性病变、肝寄生虫病等其他肝病及系统性红斑狼疮等自身免疫性疾病。

最终诊断 1.肝硬化代偿期（自身免疫性肝炎）

2.肝囊肿

3.高血压病

4.子宫内膜息肉切除术后

治疗 予激素（甲泼尼龙片24mg，po，qd）、免疫抑制剂（硫唑嘌呤片50mg，po，qd）、护肝、护胃、补钙等对症治疗。

治疗结果、随访及转归 治疗后患者病情好转，无不适主诉，定期门诊复诊，定期复查肝功、免疫球蛋白、血常规、乙肝两对半、乙肝DNA等，根据病情逐渐减停激素，继续予硫唑嘌呤（50mg，qd，po）、抗纤维化等对症治疗，经治疗复查患者肝功能、免疫球蛋白恢复正常，乙肝DNA阴性。2022年8月22日复查肝血管彩超及肝实质弹性成像+胆胰脾彩超提示"肝弥漫性病变，考虑肝硬化超声改变；肝内低回声结节，硬化结节？ E12.0kPa（F4）"。

讨 论

入院后再次完善相关检查，血清铜、铜蓝蛋白及尿铜均未见异常，可排查肝豆状核变性。结合患者病史、相关检验、检查及病理结果，目前患者肝损害的病因排查重点在于药物性肝损伤（drug-induced liver injury，DILI）、药物诱导性自身免疫性肝炎（drug-induced autoimmune hepatitis，DIAIH）和自身免疫性肝炎（autoimmune hepatitis，AIH）的鉴别。

药物性肝损伤（DILI）是指药物或其代谢产物引起的肝毒性损伤和（或）肝脏对药物及代谢产物的过敏反应所致的疾病，与药物的使用相关，可表现为肝细胞性损伤型、胆汁淤积型或者混合型多种类型[1]。自身免疫性肝炎（AIH）是由于机体的异常自身免疫反应介导的肝实质炎症性病变，其主要的靶细胞是肝细胞，多发于女性，临床表现为转氨酶的升高、高丙种球蛋白血症、血清自身抗体阳性和对免疫抑制剂治疗应答为特点[2]。药物诱导性自身免疫性肝炎（DIAIH）是由药物引起的自身免疫反应介导的肝损伤，呈现自身免疫性肝炎样的症状[3]。

目前对于DILI的发病机制尚不十分明确，研究认为大多数DILI由免疫反应介导参与其中，与由针对肝细胞的自身免疫反应所介导的AIH临床表现类似，且二者均多见于女性，又因AIH相关的自身抗体检测特异性差，血清学改变和病理学组织有时表现相似，而对于可疑药物性肝损伤的患者有时更难以确定是何种药物导致的肝损伤，因此临床中很难对二者进行明确区分及鉴别。二者有着相似的特点，但治疗原则不同，在治疗策略的选择上具有一定的差异，故如何在初诊时正确地鉴别DILI与AIH成为临床医师关心的问题。

Weiler-Normann 和 Schramm[4,5] 将 AIH 和 DILI 的关系分为三类。① 合并DILI的AIH：即明确诊断的AIH患者同时并发DILI，肝组织学常有纤维化表现。② 药物介导的AIH（DI-AIH）：即患者本身没有或有轻度的AIH，使用某些药物诱导后出现或表现明显而被诊断。③ 免疫介导的DILI（immune mediated drug-induced liver injury，IMDILI）：即药物引发的具有AIH表现（如自身抗体阳性、免疫球蛋白升高、界面性肝炎等）的一类肝损伤疾病，Czaja[6] 称之为伴有自身免疫现象的药物性肝损伤，并不是真正意义上的AIH。2015年EASL临床指南提出AIH与DILI之间关系的三种可能：① DILI引起强烈的免疫超敏反应，表现类似AIH；② AIH患者发病几周前有用药史，并且停止用药后自发缓解，类似于DILI；③ DILI引发AIH，即药物诱导的自身免疫性肝炎（DI-AIH）。有9% ～ 12%AIH患者属于DI-AIH患者。

AIH、DI-AIH及DILI主要从临床特点、免疫球蛋白、自身抗体、肝脏组织学及治疗、预后等几大点去鉴别。

（1）临床特点　DILI、DIAIH临床上多以急性起病为主，少部分长期服用药物（抗结核、他汀类药物、肿瘤化疗药物、免疫抑制剂等）可以引起慢性的DILI[7]。而AIH多起病隐匿，常表现为慢性肝病，约25%的AIH患者表现为急性发作，甚至可进展至急性肝功能衰竭。DILI的诊断中药物使用史是前提，而AIH诊断需要排除用药史。但AIH患者合并其他疾病时亦可有长期用药史，因此要明确药物和发病的因果关系极为困难，目前通常使用RUCAM量表和临床诊断标准来评判药物和肝损伤因果关系。DILI的临床表现常无特异性，可与任何原因导致的肝损伤相似，部分特异型DILI患者可出现皮疹、发热、外周血嗜酸性粒细胞增高等过敏样表现。外周血嗜酸性粒细胞增高虽并不常见，但可作为药物过敏的重要判断指标[8,9]。DILI在停用可疑肝损伤药物及保肝等治疗后，患者临床症状及肝脏生化学检查可恢复正常，多数预后良好，仅少数可发展成慢性。慢性DILI在临床上可表现为非酒精性脂肪性肝病、肝脏结节性再生性增生、消失性胆管综合征、肝硬化等，这些也往往给临床诊断DILI提供思路。

（2）自身抗体　　自身抗体是自身免疫应答和自身免疫性疾病的重要特征之一，常见于全身自身免疫性疾病、自身免疫性肝炎，但也可以在药物性肝损伤、病毒性肝炎等其他肝病中出现。自身抗体是诊断AIH的重要指标之一。ANA是第一个发现与AIH密切相关的自身抗体，但研究[10]发现其敏感度约为65%，而特异度约为75%。ASMA和抗可溶性肝抗原/肝胰抗原抗体的特异度较ANA明显增加，分别达到93%、99%，但其仅仅出现在少数AIH患者，敏感度分别为59%及19%[11]。另外有1/3 AIH患者自身抗体阴性，多见于急性起病的AIH[12]，此类患者易误诊为DILI等其他疾病。由于AIH自身抗体的特征，使得自身抗体成为AIH诊断的重要条件，但不是必要条件。DILI可以出现ANA、ASMA阳性，但通常滴度较低，随着停用药物、肝功能改善，自身抗体可消失。而在AIH中自身抗体通常呈高滴度的阳性，并且随着病情的改善，消失的可能性较小。

（3）免疫球蛋白　　AIH及DILI中均可以出现IgG增高，但研究[13]发现DILI中IgG的增高多呈轻度增高，并随着药物的停用而恢复正常。

（4）肝脏组织病理学　　肝组织病理学是诊断慢性肝病的重要标准之一，虽然目前仅仅依靠组织病理学证据尚不能完全确定AIH或DILI，但在鉴别这两种疾病中的价值越来越受到关注和重视。DILI的组织病理学可呈多样性，可出现细胞坏死（点灶状坏死甚至桥接坏死）、细胞肿胀、嗜酸性变、脂肪变性、气球样变、胆汁淤积、炎性细胞浸润等[14,15]。研究[16]发现，DILI具有一些相对特征性的改变，如肝细胞脂肪变性（尤其以小泡性脂肪变性为主）、肝细胞内胆汁淤积、嗜酸性粒细胞浸润等。而DI-AIH与AIH具有类似的组织病理学特征，都可以出现界面炎、玫瑰花瓣形成、汇管区炎症，均可见淋巴细胞、嗜酸性粒细胞、浆细胞浸润，且都可出现点状坏死、桥接坏死，程度不等的纤维化。与DILI相比，因DI-AIH由药物诱导形成，故其具有DILI的部分组织学特点，如脂肪性肝炎、胆汁淤积、中性粒细胞浸润，少数病例可出现非干酪性肉芽肿[17]，但DI-AIH的肝小叶炎症程度更重，胆管增生现象更常见，肝组织以点状坏死多见，一般无穿入现象。AIH的病理学特征主要表现为：界面性肝炎、汇管区淋巴-浆细胞浸润、肝细胞玫瑰花环样改变及淋巴细胞穿入现象。与DILI及DI-AIH相比，AIH一般无胆管损害、脂肪变及非干酪性肉芽肿等病变，肝组织损伤以桥接坏死多见，纤维化程度更重。DILI肝内胆汁淤积和汇管区中性粒细胞浸润发生率较高，而AIH肝组织浆细胞、淋巴细胞浸润及玫瑰花环样结构发生率较高[18]。

（5）治疗和预后　DILI的治疗，首先停用可疑药物，根据DILI的损伤类型选择适当的抗炎保肝等药物治疗，在免疫介导的DILI或伴有高胆红素血症的重症药物性肝损伤中使用糖皮质激素可能获益，应该权衡利弊，合适的时机选择糖皮质激素治疗[19]。而AIH的治疗主要依靠糖皮质激素联合免疫抑制剂，AIH的治疗原则为所有活动性AIH患者均应接受免疫抑制治疗，并可根据疾病活动度调整治疗方案和药物剂量。急性甚至重症、中度以上炎症活动的AIH患者，应及时启动免疫抑制治疗，疗程一般应维持3年以上，或获得生化缓解后至少2年以上[20]。当免疫介导的DILI与AIH鉴别存在困难时，可以使用糖皮质激素，观察对激素的应答效果，一般DILI对激素的应答更快，需要的剂量也较小，免疫抑制治疗的疗程较短，通常疗程为1～6个月，直至肝功能持续正常。最为重要的是DILI病情控制后停用糖皮质激素不会出现病情的反复，而在AIH患者停用激素会出现病情反复。DILI与AIH在诊断时容易混淆，尤其在发病的初期诊断具有较大困难，其生化检查及自身抗体可能出现相似的表现，此时组织学检查显得较为重要。如通过全面系统的检查仍不能明确诊断时，可以根据病情的轻重选择不同的治疗策略。对轻症患者停用可疑药物后观察随访3个月，指标恢复正常，考虑DILI；随访3个月仍有异常，可使用糖皮质激素直至缓解后停用，出现复发考虑AIH。而对于肝内中重度炎症的患者，停用可疑药物的同时直接使用糖皮质激素直至病情缓解后停用，如果出现病情反复，则确诊为AIH。可见，当在临床表现及病理学上鉴别诊断存在困难时，治疗后随访是鉴别AIH与DILI的重要手段。对于临床中难以明确区分的AIH和DILI的患者可以使用糖皮质激素进行诊断性治疗，2015年欧洲肝病学会AIH临床实践指南提出了一套关于临床疑似AIH或DILI患者的诊治流程（图19-2）。

DI-AIH和AIH均需激素或免疫抑制治疗，DI-AIH在接受治疗后血清IgG水平和ANA阳性率下降程度更明显[21]，接受激素或免疫抑制治疗后随访无复发或发展为肝硬化。而AIH则表现为突出的激素依赖性，停药复发率达65%。另外，DIAIH在确诊时一般无肝硬化表现，而AIH被确诊时已有16%～28%发展为肝硬化。

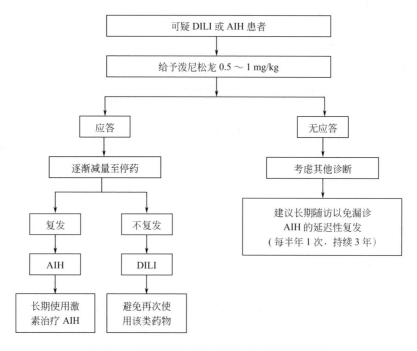

图 19-2　临床疑似 AIH 或 DILI 患者的诊治流程

诊疗反思

　　患者病前有使用中药史，使用中药前未曾检查肝功能，实验室检查肝功能提示反复肝功能异常为表现，发病初期表现为重症肝炎：胆红素重度升高，以直接胆红素增高为主，伴转氨酶中重度增高，此后反复转氨酶升高，病毒标志物阴性，自身抗体ANA阳性、免疫球蛋白IgG升高，多次肝脏CT提示均提示"肝硬化、脾大"，使用激素、免疫抑制剂、护肝治疗有效，停用激素、免疫抑制剂后转氨酶反复升高。该病人不除外药物性肝损伤（DILI）的可能，但按DILI治疗方案予停用肝损药物、护肝、短期激素免疫抑制治疗，肝功能一度好转，但停药后肝功能异常仍反复出现。患者肝损害、免疫球蛋白IgG升高，自身抗体ANA阳性，使用激素、免疫抑制剂、护肝治疗有效，停用激素、免疫抑制剂后转氨酶反复升高，目前考虑自身免疫型肝炎（AIH）可能，但目前诊断自身免疫型肝炎未能明确，故可考虑行肝穿进一步明确诊断。

核心提示

（1）药物性肝损伤（DILI）和自身免疫性肝炎（AIH）是常见的肝损病因之一，两者之间的临床表现具有相似点，给鉴别和诊断带来一定的困难。

（2）DILI发病前有较明确的用药史，急性起病，可伴或不伴自身抗体阳性及IgG升高，伴有自身抗体阳性及IgG升高的DILI通常滴度较低，随着停用肝损药物、治疗后肝功能改善，自身抗体可消失，IgG可恢复正常。DILI一般停用肝损药物及护肝治疗后病情可缓解，病情较重及考虑为免疫介导的DILI可酌情使用激素，病情控制后停用激素病情不易复发。

（3）AIH通常为隐匿发病，发现时有时已经出现肝硬化，AIH多合并IgG升高及自身抗体阳性，通常滴度较高，使用激素、免疫抑制剂治疗有效，随着治疗病情的改善，IgG会下降甚至恢复正常，但自身抗体消失的可能性较小，停用激素、免疫抑制剂后病情容易复发。

（4）肝组织病理学检查是鉴别DILI、DI-AIH和AIH的重要手段之一。AIH病理学特征主要表现为界面性肝炎、汇管区淋巴-浆细胞浸润、肝细胞玫瑰花环样改变及淋巴细胞穿入现象。DILI的病理学表现多种多样，免疫介导的DILI亦可出现界面性肝炎、浆细胞浸润等表现，有时与AIH很难鉴别，但DILI具有一些特征性改变，如肝细胞脂肪变性（尤其以小泡性脂肪变性为主）、肝细胞内胆汁淤积、嗜酸性粒细胞浸润等。DI-AIH与AIH具有类似的组织病理学特征，因DI-AIH由药物诱导形成，故其具有DILI的部分组织病理学特点，如脂肪性肝炎、胆汁淤积、中性粒细胞浸润，少数病例可出现非干酪性肉芽肿，但DI-AIH的肝小叶炎症程度更重，胆管增生现象更常见，肝组织以点状坏死多见，一般无穿入现象。

（5）当在临床表现及病理学上鉴别诊断存在困难时，治疗后随访是鉴别AIH与DILI的重要手段，可以根据病情的轻重选择不同的治疗策略。对轻症患者停用可疑药物后观察随访3个月，指标恢复正常，考虑DILI；随访3个月仍有异常，可使用糖皮质激素直至缓解后停用，出现复发考虑AIH。而对于肝内中重度炎症的患者，停用可疑药物的同时直接使用糖皮质激素直至病情缓解后停用，如果出现病情反复，则确诊为AIH。

（何宛蓉）

参考文献

[1] Kullak-Ublick G A，Andrade R J，Merz M，et al. Drug-induced liver injury：Recent advances in diagnosis and risk assessment[J]. Gut，2017，66（6）：1154-1164.

[2] Wang Q，Yang F，Miao Q，et al. The clinical phenotypes of autoimmune hepatitis：A comprehensive review[J]. J Autoimmun，2016，66：98-107.

[3] Bjornsson E，Talwalkar J，Treeprasertsuk S，et al. Drug-induced autoimmune hepatitis：clinical characteristics and prognosis[J]. Hepatology，2010，51（6）：2040-2048.

[4] Weiler-Normann C，Schramm C. Drug induced liver injury and its relationship to autoimmune hepatitis[J]. J Hepatol，2011，55：747-749.

[5] 苗琪，马雄. 自身免疫性肝炎与药物性肝损伤：鉴别诊断和处理[J]. 中华肝脏病杂志，2012，20：327-329.

[6] Czaja A J. Drug-induced antoimmune-like hepatitis[J]. Dig Dis Sci，2011，56：958-976.

[7] Chalasani N，Bonkovsky H L，Fontana R，et al. Features and outcomes of 899 patients with drug-induced liver injury：The DILIN prospective study[J]. Gastroenterology，2015，148（7）：1340-1352.

[8] Andrade R J，Lucena M I，Fernandez M C，et al. Drug-induced liver injury：An analysis of 461 incidences submitted to the Spanish registry over a 10-year period[J]. Gastroenterology，2005，129（2）：512-521.

[9] Devarbhavi H，Raj S，Aradya V H，et al. Drug-induced liver injury associated with Stevens-Johnson syndrome/toxic epidermal necrolysis：Patient characteristics，causes，and outcome in 36 cases[J]. Hepatology，2016，63（3）：993-999.

[10] Liwinski T，Schramm C. Autoimmune hepatitis-update on clinical management in 2017[J]. Clin Res Hepatol Gastroenterol，2017，41（6）：617-625.

[11] Zhang W C，Zhao F R，Chen J，et al. Meta-analysis：Diagnostic accuracy of antinuclear antibodies，smooth muscle antibodies and antibodies to a soluble liver antigen/liver pancreas in autoimmune hepatitis[J]. PLoS One，2014，9（3）：e92267.

[12] Sonthalia N，Rathi P M，Jain S S，et al. Natural history and treatment outcomes of severe autoimmune hepatitis[J]. J Clin Gastroenterol，2017，51（6）：548-556.

[13] De Boerys，Kosinski A S，Urban T J，et al. Features of autoimmune hepatitis in patients with drug-induced liver injury[J]. Clin Gastroenterol Hepatol，2017，15（1）：103-112.

[14] Malik N，Venkatesh S K. Imaging of autoimmune hepatitis and overlap syndromes[J]. Abdom Radiol（NY），2017，42（1）：19-27.

[15] 刘靓懿，宿冬远. 药物性肝损伤与自身免疫性肝炎临床和肝组织病理学特征比较研究[J]. 实用肝脏病杂志，2018，21（3）：463-464.

[16] Kleiner D E. Histopathological challenges in suspected drug-induced liver injury[J]. Liver Int，

2018，38（2）：198-209.

[17] Danan G，Benichou C. Causality assessment of adverse reactions to drugs--I. A novel method based on the conclusions of international consensus meetings：application to drug-induced liver injuries[J]. J Clin Epidemiol，1993，46（11）：1323-1330.

[18] Czaja A J，Menon K V，Carpenter H A. Sustained remission after corticosteroid therapy for type 1 autoimmune hepatitis：a retrospective analysis[J]. Hepatology，2002，35（4）：890-897.

[19] 中华医学会肝病学分会药物性肝病学组. 药物性肝损伤诊治指南[J]. 临床肝胆病杂志，2015，31（11）：1752-1769.

[20] 中华医学会肝病学分会，中华医学会消化病学分会，中华医学会感染病学分会. 自身免疫性肝炎诊断和治疗共识（2015）[J]. 临床肝胆病杂志，2016，32（1）：9-22.

[21] Hisamochi A，Kage M，Ide T，et al An analysis of drug induced liver injury，which showed histological findings similar to autoimmune hepatitis[J]. J GastroenteroI，2016，51（6）：597-607.

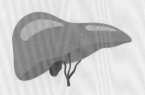

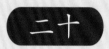

吉尔伯特综合征1例

吉尔伯特（Gilbert）综合征又称为体质性肝功能不良性黄疸，属一种较常见的遗传性非结合胆红素血症，是临床上相对少见且诊断比较特别的黄疸性疾病，1901年由Gilbert首先报告。Gilbert综合征临床表现特点为长期间歇性轻度黄疸，多无明显症状。Gilbert综合征为常染色体显性遗传性疾病，患者主要为青少年，男性多见。

病例介绍

患者为30岁男性，因"反复尿黄、巩膜黄染5年余"于2018年6月12日入住我院感染性疾病科。患者自述5年余前无明显诱因下出现尿黄、巩膜黄染，尿呈茶水样，稍感乏力不适，食欲正常，无鼻腔、牙龈出血，无酱油尿、血尿等，病初伴有恶心、厌油、干呕，无畏寒、发热、呕吐及出血现象，无腹痛、黑粪、陶土样大便及皮肤瘙痒等不适，病后至当地医院就诊，行相关检查提示"乙肝小三阳"及肝功能损害，具体诊治不详。患者自行服用中草药治疗数月余，自诉黄染较前缓解。病后未定期复查。尿黄、巩膜黄染反复出现，性质同前。患者自起病以来，精神、饮食、睡眠可，大便正常，小便如上述，体重较前无明显改变。既往史：既往体健，否认高血压、冠心病、糖尿病史；无结核、伤寒、疟疾等传染病史；未到过疫区，无毒物接触史。家族史：家族近亲中否认有肝病及遗传病史。

个人史：否认冶游史，无吸烟及饮酒史。

体格检查 生命征平稳，慢性病容，对答切题，精神尚可，皮肤黏膜轻度黄染，巩膜中度黄染，双眼球稍向前突出。无肝掌及蜘蛛痣，全身浅表淋巴结未触及肿大，甲状腺无肿大，心肺腹部查体未见异常。双下肢无凹陷性水肿。神经系统查体未见异常。

实验室及其他检查 尿常规：隐血（+-）；尿胆原+1μmol/L；尿蛋白（+-）；红细胞（+-/HP）；红细胞58.80个/μL（↑）。血常规：白细胞5.8×10^9/L；红细胞5.18×10^{12}/L；血红蛋白99g/L（↓）；血小板190×10^9/L。生化全套：总胆红素101.4μmol/L（↑）；间接胆红素96.8μmol/L（↑）。输血前四项检查：乙肝表面抗原7146（阳性）COI。乙肝定量五项：乙肝表面抗原225.276IU/mL（↑）；乙肝e抗体8.93PEI U/mL（↑）；乙肝核心抗体21.56PEI U/mL（↑）。男性肿瘤全套：甲胎蛋白11.04ng/mL（↑）；肿瘤相关抗原153 27.69U/mL（↑）。高灵敏度HBV-DNA定量2.00×10^{3}IU/mL。肝炎两项、自身免疫全套、肝纤四项、凝血功能未见异常。Coombs阴性。三溶试验均阴性。维生素B$_{12}$测定：409.7ng/mL（↑）。血红蛋白电泳分析全套：Hb A2 1.50%（↓）。G6PD 4789U/L。Hb分析意见：可见HbH+Cs波峰，建议进一步检测地贫基因芯片。地中海贫血基因诊断全套如下。α地贫缺失型检测：αα/--SEA标准型。β地贫点突变检测：未检出17种常见位点突变。α地贫点突变检测：CS位点突变。甲功全套：游离T$_3$ 7.02pmol/L（↑）；游离T$_4$ 23.11pmol/L（↑）；超敏促甲状腺激素2 0.02μIU/mL（↓）。双眼、甲状腺彩超：双眼玻璃体混浊，甲状腺右叶实性结节，甲状腺低回声区，双侧颈部淋巴结肿大。甲状腺摄^{131}I率未见异常。甲状腺显像：甲状腺双叶摄锝功能增高，多发"温结节"，考虑结甲并甲亢。腹部、泌尿系：脾脏增大，肝、胆、胰、肾、膀胱、前列腺未见明显异常，双侧输尿管未见扩张。胸部X线片：右上肺结节影，增殖灶？肺部CT：① 胸部CT平扫未见异常；② 脾脏增大。心电图：窦性心律，不完全性右束支传导阻滞。

会诊意见

（1）血液科会诊意见 患者轻度贫血，α地贫缺失型检测为αα/--SEA标准型，合并HbH+Cs，为复合型地中海贫血，肝功能检查转氨酶正常，间接胆红素升高，患者目前合并溶血，建议查溶血诱因，如感染、药物、胆道梗阻等。

（2）内分泌科会诊意见　目前我科方面诊断考虑结节性甲亢。处理建议：① 低碘饮食；② 甲巯咪唑片20mg，qd；③ 注意每周复查血常规，1个月后到我科门诊复诊；④ 请外科会诊，可手术治疗。将会诊意见详细告知患者及其家属，其表示理解，遵会诊意见执行。

（3）腺体外科会诊意见　我科情况考虑结节性甲状腺肿合并甲亢。甲状腺病灶不大，无压迫，无明显甲亢症状；据目前贵科病情，我科情况可先予内科治疗、观察，定期3～6个月我科门诊复查、随诊，必要时手术处理。

（4）眼科会诊意见　检查：右眼视力5.0，左眼视力4.9，眼压右21.0mmHg、左19.0mmHg。双眼球轻度前突，睑缘后退，双眼巩膜黄染，角膜透明，眼底检查未见明显异常。眼底OCT检查未见明显异常。会诊意见：① 同意贵科诊断；② Graves眼病。处理：请内分泌科会诊，协助甲亢治疗，其余治疗同贵科。

诊断　1.慢性乙型病毒性肝炎

2.溶血性黄疸

3.结节性甲状腺肿合并甲亢

4.Graves眼病

5.复合型地中海贫血

6.吉尔伯特综合征？

治疗　患者入院后：① 促肝细胞生长、保肝降酶、改善肝细胞代谢、改善肝脏微循环：甘草酸二铵、还原型谷胱甘肽、参芎葡萄糖注射液、多烯磷脂酰胆碱；② 甲巯咪唑片20mg，qd；③ 余支持对症治疗。

治疗结果、随访及转归　出院前2018年6月17日复查。肝功能：总胆红素93.7μmol/L（↑）；间接胆红素88.3μmol/L（↑）。血常规：白细胞5.9×10⁹/L；红细胞5.04×10¹²/L；血红蛋白95g/L（↓）；血小板185×10⁹/L。2018年6月24日复查。肝功能：总胆红素89.9μmol/L（↑）；间接胆红素84.7μmol/L（↑）。血常规、电解质、肾功能未见异常。患者黄染、尿黄无明显改善，行Gilbert综合征相关基因检测（图20-1）明确后考虑Gilbert综合征。综合各相关科室会诊意见，出院继续口服甲巯咪唑片，每次用量20mg，qd；水飞蓟宾葡甲胺片，每次用量200mg，tid。出院后门诊随访6个月，患者复查肝功能胆红素较前逐渐下降（图20-2、图20-3），血常规未见异常（图20-4）。

检测内容	UGT1A1 基因上游苯巴比妥反应增强元件 (PBREM)，第 1 ～ 5 外显子			
检测方法	PCR、基因测序			
	基因	外显子	变异类型	变异位点
检测结果	UGT1A1 (NM_000463)	PBREM	无	无
		Exon 1	错义突变	UGT1A1*6 杂合
		Exon 1	插入突变	UGT1A1*28 杂合
		Exon 2	无	无
		Exon 3	无	无
		Exon 4	无	无
		Exon 5	无	无

结果提示

检测到 UGT1A1 基因存在突变：位于 Exon1 的插入突变使 (TA)6TAA 突变到 (TA)7TAA，即由野生型的 UGT1A1*1 突变到 UGT1A1*28。位于 Exon1 的错义突变，c.211G>A，即 UGT1A1*6。两个突变均与葡萄糖醛酸转移酶的活性降低有关

图 20-1　Gilbert 综合征相关基因检测报告

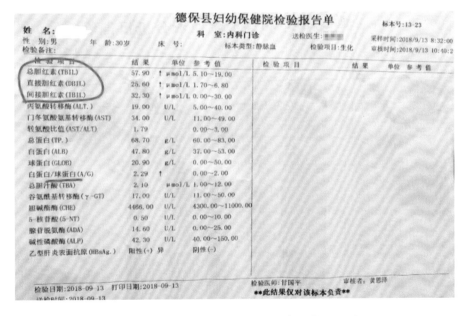

图 20-2　肝功能检测结果（2018 年 9 月 13 日）

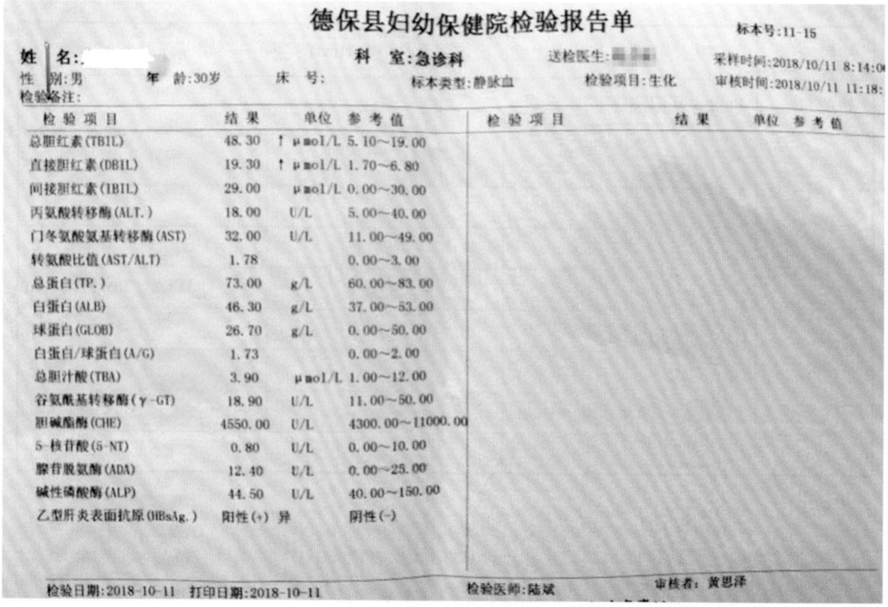

德保县妇幼保健院检验报告单

标本号:11-15

姓　名:　　　　　　　　　　　科　室:急诊科　　　　　　　送检医生:　　　　采样时间:2018/10/11 8:14:00
性　别:男　　年　龄:30岁　　床　号:　　标本类型:静脉血　　检验项目:生化　审核时间:2018/10/11 11:18:
检验备注:

检验项目	结果	单位	参考值	检验项目	结果	单位	参考值
总胆红素(TBIL)	48.30 ↑	μmol/L	5.10~19.00				
直接胆红素(DBIL)	19.30 ↑	μmol/L	1.70~6.80				
间接胆红素(IBIL)	29.00	μmol/L	0.00~30.00				
丙氨酸转移酶(ALT.)	18.00	U/L	5.00~40.00				
门冬氨酸氨基转移酶(AST)	32.00	U/L	11.00~49.00				
转氨酸比值(AST/ALT)	1.78		0.00~3.00				
总蛋白(TP.)	73.00	g/L	60.00~83.00				
白蛋白(ALB)	46.30	g/L	37.00~53.00				
球蛋白(GLOB)	26.70	g/L	0.00~50.00				
白蛋白/球蛋白(A/G)	1.73		0.00~2.00				
总胆汁酸(TBA)	3.90	μmol/L	1.00~12.00				
谷氨酰基转移酶(γ-GT)	18.90	U/L	11.00~50.00				
胆碱酯酶(CHE)	4550.00	U/L	4300.00~11000.00				
5-核苷酸(5-NT)	0.80	U/L	0.00~10.00				
腺苷脱氢酶(ADA)	12.40	U/L	0.00~25.00				
碱性磷酸酶(ALP)	44.50	U/L	40.00~150.00				
乙型肝炎表面抗原(HBsAg.)	阳性(+) 异		阴性(-)				

检验日期:2018-10-11　打印日期:2018-10-11　　　　　检验医师:陆斌　　　　审核者:黄思泽

图 20-3　肝功能检测结果（2018 年 10 月 11 日）

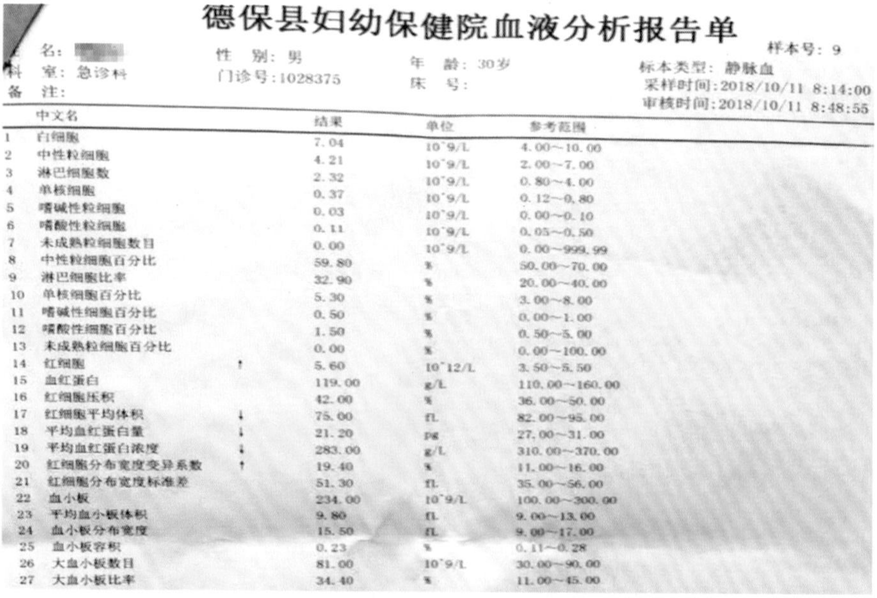

德保县妇幼保健院血液分析报告单

样本号: 9

科　名:　　　　　　性　别:男　　　　年　龄:30岁　　标本类型:静脉血
室:急诊科　　门诊号:1028375　　床　号:　　采样时间:2018/10/11 8:14:00
备　注:　　　　　　　　　　　　　　　　　　　审核时间:2018/10/11 8:48:55

	中文名	结果	单位	参考范围
1	白细胞	7.04	10^9/L	4.00~10.00
2	中性粒细胞	4.21	10^9/L	2.00~7.00
3	淋巴细胞数	2.32	10^9/L	0.80~4.00
4	单核细胞	0.37	10^9/L	0.12~0.80
5	嗜碱性粒细胞	0.03	10^9/L	0.00~0.10
6	嗜酸性粒细胞	0.11	10^9/L	0.05~0.50
7	未成熟粒细胞数目	0.00	10^9/L	0.00~999.99
8	中性粒细胞百分比	59.80	%	50.00~70.00
9	淋巴细胞比率	32.90	%	20.00~40.00
10	单核细胞百分比	5.30	%	3.00~8.00
11	嗜碱性细胞百分比	0.50	%	0.00~1.00
12	嗜酸性细胞百分比	1.50	%	0.50~5.00
13	未成熟粒细胞百分比	0.00	%	0.00~100.00
14	红细胞	5.60	10^12/L	3.50~5.50
15	血红蛋白	119.00	g/L	110.00~160.00
16	红细胞压积	42.00		36.00~50.00
17	红细胞平均体积	75.00 ↓	fL	82.00~95.00
18	平均血红蛋白量	21.20 ↓	pg	27.00~31.00
19	平均血红蛋白浓度	283.00 ↓	g/L	310.00~370.00
20	红细胞分布宽度变异系数	19.40	%	11.00~16.00
21	红细胞分布宽度标准差	51.30	fL	35.00~56.00
22	血小板	234.00	10^9/L	100.00~300.00
23	平均血小板体积	9.60	fL	9.00~13.00
24	血小板分布宽度	15.80	fL	9.00~17.00
25	血小板容积	0.22		0.28
26	大血小板数目	81.00	10^9/L	30.00~90.00
27	大血小板比率	34.40	%	11.00~45.00

图 20-4　血象检测结果（2018 年 10 月 11 日）

讨 论

临床上引起黄疸的原因很多，严重的黄疸可导致肝衰竭，造成一系列严重的并发症。常见引起黄疸的原因有以下几种：① 肝细胞性黄疸；② 甲亢相关性黄疸；③ 溶血性黄疸；④ 地中海贫血；⑤ Gilbert综合征。先天性非溶血性黄疸Gilbert综合征[1,2]是一组以非结合胆红素升高为特征的病症，为非溶血性、非结合性胆红素血症所致的黄疸。为常染色体显性遗传病。其特点为非溶血性、非结合性高胆红素血症，而血清胆酸与其他肝功能指标正常。目前研究认为，肝细胞器微粒体中胆红素葡萄糖醛酸转移酶活力不足，影响非结合胆红素在肝细胞内结合反应的正常进行，致使肝细胞对胆红素的摄取也受到障碍，而造成肝细胞对非结合型胆红素的摄取和结合功能的双缺陷。下列几点表现可高度提示Gilbert综合征[3,4]：① 慢性间歇性或波动性轻度黄疸，有发作诱因，可有家族史，一般状况良好，无明显症状。② 体格检查除轻度黄疸外，无其他异常体征，肝、脾多不大。③ 一般肝功能（ALT、AST、AKP、胆汁酸）正常，仅有血浆非结合胆红素水平的波动性升高。④ 无溶血性、肝细胞性、阻塞性黄疸的证据。⑤ 肝组织病理学检查正常。⑥ 如在12～18个月内经2～3次随访，无其他实验室异常发现，即可诊断为Gilbert综合征。⑦ 基因测序检测 *UGT1* 启动子内 TATAA 序列或基因有无突变有助于诊断[5~8]。临床上常可通过苯巴比妥试验，多数能诊断Gilbert综合征，苯巴比妥能够诱导肝脏微粒体葡萄糖醛酸转移酶的活性，促进非结合胆红素与葡萄糖醛酸结合，降低血浆非结合胆红素的浓度，口服苯巴比妥；服完药物后测定血浆胆红素的浓度，多数患者黄疸改善，血清间接胆红素明显下降，甚至可达正常；如系UGT1的完全缺如，所引起的黄疸则无效。

该病例患者以黄疸、肝功能损害为主要表现，考虑患者基础病较多，建议治疗基础病，检查发现转氨酶、凝血均正常，否认治游史、输血史、静脉药瘾史，住院期间出现无明显感染，完善三溶实验、直接抗人球蛋白试验阴性。维生素B_{12}测定［血清］：409.7ng/mL（↑）。HBV-DNA定量$8.33×10^2$IU/mL。腹部、泌尿系、双眼、甲状腺彩超：脾大，甲状腺右叶实性结节，甲状腺低回声区，请结合临床，双侧颈部淋巴结肿大，双眼玻璃体浑浊，肝、胆、胰、肾、膀胱、前列腺未见明显异常，双侧输尿管未见扩张。患者经保肝护肝、退黄治疗后复查肝功能示胆红素下降不明显，且患者脾大，自诉既往有地中海贫血，复查血红蛋白下降不明显，除考虑溶血性贫血外，完善Gilbert综合征相关基因检测，发现基因突变而明确诊断，在无特殊治疗的情况下，随后进行了长期随诊，发现患者胆红素逐渐下降。

遗传性高胆红素血症是一类常染色体遗传病，近几年的研究已经取得了较大的进展，提高了临床工作者对此类疾病的认识，但是部分疾病的发病机制尚不明确。此类疾病的临床表现及相关化验室检查均缺乏特异性，在日常的临床工作中诊断及治疗均有困难，基因测序是非常重要的诊断方法[10,11]。在做好产前咨询及预防的基础上，对于新生儿高胆红素血症及其高危因素的早期识别及干预尤为重要。对于以间歇性或长期反复出现的黄疸为主要表现，而实验室检查无明显阳性者，结合血清胆红素增高的种类及水平，尽早进行针对性的基因测序，做到早期诊断，并根据不同病因，给予及时、适当的治疗，可减少不必要的治疗，给患者及家属减轻痛苦及经济负担。

诊疗反思

患者基础病较多，以肝功能损伤起病，且其基础病均可引起黄疸症状，可多因素参与所致，也可其中单因素所致，为明确黄疸原因增加了相当大的难度，为逐一排除干扰项，确诊患者黄疸的原因，我们进行了相关检查及多学科会诊协助诊疗，同时进行了必要的随访，但唯一的遗憾是未能劝服患者行肝脏穿刺活检，无法进一步明确诊断。

核心提示

（1）引起黄疸原因多种多样，明确诊断，是治疗的重点所在。

（2）在日常的临床工作中诊断及治疗均有困难，基因测序是非常重要的诊断方法。

（3）对于非病毒因素所致的不明原因黄疸的诊断，超声引导下经皮肝脏穿刺活检是确定诊断的重要辅助方法，对明确诊断和指导后续治疗有重要意义。

（黄美金　黎梨　邓凤莲　覃后继）

参考文献

[1] Wagner K H，Shiels R G，Lang C A，et al. Diagnostic criteria and contributors to Gilbert' s syndrome[J]. Crit Rev ClinLab Sci，2018，55（2）：129-139.

[2] Strassburg C P. Hyperbilirubinemia syndromes（Gilbert-Meulengracht，Crigler-Najjar，Dubin-Johnson，and Rotor syndrome）[J]. Best Pract Res Clin Gastroenterol，2010，24（5）：555-571.

[3] Wagner K H，Shiels R G，Lang C A，et al. Diagnostic crite- ria and contributors to Gilbert's syndrome[J]. Crit Rev Clin Lab Sci，2018，55（2）：129-139.

[4] Lu J，Li W，Liu Y. Research advances in congenital non-he- molytic jaundice[J]. J Clin Hepatol，2021，37（1）：216-220.

[5] 叶进，吴创炎. UGT1A1*28与遗传性非结合性高胆红素血症——GiLbert综合征[J]. 中西医结合肝病杂志，2013，23（1）：1-3.

[6] Sun L，Li M，Zhang L，et al. Differences in UGT1A1 gene mutations and pathological liver changes between Chinese patients with Gilbert syndrome and Crigler-Najjar syndrome type Ⅱ [J]. Medicine（Baltimore），2017，96（45）：e8620.

[7] Maruo Y，Nakahar A S，Yanagi T，et al. Genotype of UGT1A1 and phenotype correlation between Crigler-Najjarsyndrome type Ⅱ and Gilbert syndrome[J]. J GastroenterolHepatol，2016，31（2）：403-408.

[8] Claridge L C，Armstrong M J，Booth C，Gill P S. Gilbert's syndrome[J]. BMJ，2011，342：d2293.

[9] 沈四新，王军，沈思云，等. Gilbert综合征16例分析[J]. 人民军医，2014，57：354.

[10] 李伟. 基因测序诊断遗传性高胆红素血症的研究进展[J]. 医学信息，2021，16（8）：64-67.

[11] Sticova E，Jirsa M. New insights in bilirubin metabolism and their clinical implications[J]. World J Gastroenterol，2013，19（38）：6398-6407.

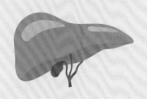

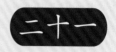
二十一

儿童原发性胆汁性胆管炎1例

儿童自身免疫性肝病是一种由自身免疫反应介导的慢性进行性肝脏疾病。近年来儿童自身免疫性肝病的发病率逐渐上升，但临床表现缺乏特异性，临床上容易误诊或漏诊。本文旨在通过报道此病例，阐述儿童相关自身免疫性肝病的主要特点，以期为临床实践提供思路。

病例介绍

患者为12岁女性，因"发现肝功能异常5月余。"于2020年8月10日入住我院肝病科。患者自述2020年3月在贺州市某医院检查发现肝功能转氨酶升高，具体值不详，当时考虑甲亢药物引起，予停用甲亢药物，后监测转氨酶逐渐升高，并出现口干、多饮、多尿症状，于2020年4月2日在当地医院住院查肝功能示ALT 490U/L、AST 211U/L，当地医院诊断考虑糖尿病、药物性肝损害，予护肝、降糖药物治疗，病情无好转，后于2020年4月7日至18日在我院内分泌科住院。查肝功能：谷丙转氨酶293U/L、谷草转氨酶124U/L、直接胆红素8.2μmol/L。乙肝五项、丙肝抗体、梅毒抗体、甲戊肝抗体检测均阴性。自免肝抗核抗体阳性、抗肝肾微粒体抗体I型阳性、抗胃壁细胞抗体强阳性，甲亢可致抗胃壁细胞抗体阳性，ANCA四项阴性。甲状腺扫描：甲状腺弥漫性增大，摄99mTC04-功能高。甲状腺摄碘率：2h摄碘率79.6%，6h摄碘率96.9%，24h摄碘率98.7%，甲状腺各时段摄碘率均高于正常水平，提示甲亢。甲功八项：超敏促甲状腺激素0.01μIU/mL、游离甲状腺素35.46pmol/L、游离三碘甲状腺原氨酸7.22pmol/L、三碘甲状腺原氨酸1.86nmol/L、甲状腺素107.1nmol/L、甲状腺过氧化物酶抗体600IU/mL、抗甲状腺球蛋白抗体4000IU/mL、促甲状腺受体抗体：2.29U/L。糖尿病自身抗体测定：胰岛细胞抗体（ICA-120KD）阴性、谷氨酸脱羧酶抗体（GADA-65KD）阴性、抗胰岛细胞抗体（ICA-64KD）弱阳性、抗胰岛细胞抗体（ICA-40KD）阴性、胰岛素抗体（IAA-5.8KD）阴性。胰岛功能：血糖（0—60min—120min—180min）5.8mmol/L—11.82mmol/L—19.19mmol/L—15.35mmol/L；INS（0—60min—120min—180min）56.51pmol/L—74.38pmol/L—193.9pmol/L—358.4pmol/L；C-P（0—60min—120min—180min）0.51pmol/L—0.46pmol/L—1.13pmol/L—1.73pmol/L。出院诊断：①1型糖尿病；②原发性甲状腺功能亢进（桥本甲状腺炎可能性大）；③肝功能异常：自身免疫性肝炎？甲亢性肝损害？患儿家属当时不同意肝穿活检，故出院后[131]I治疗，使用胰岛素、甘草酸二铵、谷胱甘肽等治疗，肝功仍反复异常。既往2017年在外院诊断甲亢，一直予口服甲巯咪唑片（进口）药物治疗，2020年1月之前多次监测肝功能正常。父母亲健康，非近亲结婚。家族史无特殊。

体格检查 T 36.0℃，P 88次/分，R 20次/分，BP 106/69mmHg，身高158cm，体重42kg，体重指数16.8kg/m²。神清，精神可，言语清楚，对答切题，皮肤黏膜无黄染，浅表淋巴结不大，未见肝掌、蜘蛛痣，双侧甲状腺无肿大。心肺腹及神经系统查体未见异常。

初步诊断 1.肝功异常原因待查

2.1型糖尿病

3.原发性甲状腺功能亢进

入院后治疗 予复方甘草酸单铵S、熊去氧胆酸、谷胱甘肽抗炎护肝，胰岛素降血糖，甲巯咪唑片抗甲亢及对症支持治疗。

实验室及其他检查 血常规及粪常规结果未见异常。尿常规：葡萄糖（2+），余阴性。甲功三项TSH 0.01μIU/mL，FT₄ 18.5pmol/L，FT₃ 5.66 pmol/L。肝功能：ALT 161U/L，AST 73U/L，GGT 78U/L，ALP 182U/L，TBIL 43.5μmol/L，DBIL 30.6μmol/L。血糖、肾功、电解质、CK、免疫球蛋白正常，铜蓝蛋白、血清铁蛋白正常。EB病毒、巨细胞病毒检测阴性。输血前2组、甲戊肝抗体未见异常。自免肝全套：抗核抗体阳性（+）、抗胃壁细胞抗体阳性（+++）、抗肝肾微粒体抗体Ⅰ型阳性（+）。自身抗体17项：抗核抗体阳性（+）。腹部彩超：肝内钙化灶（肝右叶可见一个强光斑，大小为0.7cm×0.5cm）。心脏彩超未见异常。眼科会诊检查未见角膜色素环（K-F环）。MRCP未见异常。鉴于患儿抗核抗体、抗胃壁细胞抗体、抗肝肾微粒体抗体Ⅰ型均阳性，提示自身免疫性肝炎可能。自身免疫性肝炎以女性儿童多见，血清转氨酶增高，免疫球蛋白增高，血清自身抗体阳性，肝组织学呈界面性肝炎。该病例为女性儿童，自身抗体阳性，需考虑。

鉴别诊断 （1）甲亢性肝损害 a.伴发于甲状腺激素分泌过剩的、高代谢状态，可作用于全身多器官，继发性肝损害。b.甲状腺激素直接作用所引起的肝损害。c.甲亢作为一种自身免疫性疾病，其自身免疫反应亦可致肝损害。肝脏组织学损害表现为肝细胞变性坏死、Kuffer细胞增生、多形核白细胞浸润[1]。

（2）糖尿病性肝损害 糖尿病患者体内糖利用障碍可导致糖原在肝脏堆积；同时，机体能量不足，会增加体内脂肪动员，进而导致脂肪在肝脏中堆积；此外，高血糖还会引起肝微血管病变等，最终均可导致肝损害。肝脏组织学损害表现为局灶性特异性改变，包括肝细胞萎缩、退化、坏死和单核细胞浸润[2]。

（3）药物性肝损害（DILI） 指由药物本身或其代谢产物所造成的肝损害。临床表现多样，儿童药物性肝损害尚无统一的诊断标准，临床多沿用成人标准，Roussel Uclaf因果关系评价是临床使用较为可靠的量化评估标准，但对于儿童DILI的诊断仍有欠缺[3]。本病例患儿有用药史及肝损害表现，需考虑，同时需除外其他原因所致的肝损害。

（4）遗传性肝病 遗传缺陷是儿童肝病的重要病因，常以转氨酶增高就诊，常见的病因包括肝豆状核变性（Wilson病）及糖原贮积病（GSD）[4]。

（5）自身免疫性硬化性胆管炎（ASC） 是一类影响肝内和（或）肝外胆管，导致胆管损伤和肝脏纤维化的慢性炎症性疾病。随着胆管造影的应用，儿童硬化性胆管炎的确诊率逐渐增加。可完善胆管造影协助诊断。

（6）原发性胆汁性胆管炎（PBC） 是一种慢性自身免疫性肝内胆汁淤积性疾病。早期多无明显临床症状。约1/3患者可长期无任何临床症状，部分患者可逐渐出现乏力和皮肤瘙痒等。随着疾病进展，可出现胆汁淤积以及肝硬化相关的并发症和临床表现。肝组织病理学特点是非化脓性破坏性小胆管炎。可完善肝穿活检明确诊断。

在住院期间，取得患儿家属签字同意后，予患儿安排超声引导下肝穿活检完善肝组织病理检查。

病理检查　镜下见肝穿组织1条，可见7个汇管区；局部可见肝小叶结构，大部分肝细胞胞质轻度疏松肿胀，肝小叶内见极少量点状坏死；部分汇管区轻度扩大，局部纤维隔形成，部分小叶间胆管基底膜破坏，较多淋巴细胞、单核细胞及部分浆细胞浸润；Masson三色染色：显示汇管区纤维组织增生，纤维隔形成；免疫组化染色结果：IgM（少量＋），CD38（＋，部分浆细胞），CK19（＋，小胆管上皮破坏），IgG（少量＋）（图21-1～图21-4）。

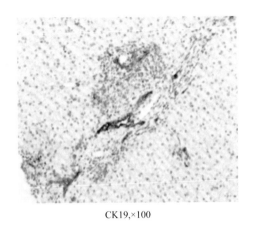

CK19,×100

图 21-1　CK19 免疫组化结果

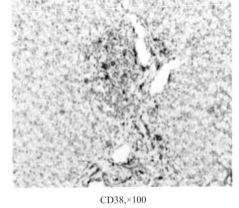

CD38,×100

图 21-2　CD38 免疫组化结果

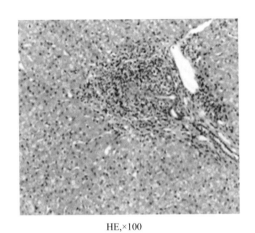

HE,×100

图 21-3　HE 染色结果

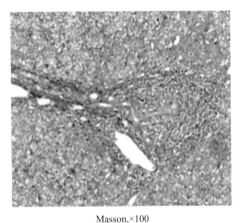

Masson,×100

图 21-4　Masson 染色结果

病理诊断 经HE、特殊染色、免疫组化及临床病史，倾向于原发性胆汁性胆管炎（PBC，Ⅰ期），请结合临床及其他检查综合考虑。根据患儿肝组织病理结果，结合临床表现以及相关检查结果，对照儿童自身免疫性肝病诊断标准（表21-1）及原发性胆汁性胆管炎Ludwig分期（表21-2），出院诊断：① 原发性胆汁性胆管炎；② 1型糖尿病；③ 原发性甲状腺功能亢进。随访：患儿服用熊去氧胆酸胶囊、甘草酸二胺等治疗，定期复查肝功能。

表 21-1　儿童自身免疫性肝病诊断标准

变量	临界值	分值	
		AIH	ASC
ANA 和（或）SMA			
	≥1∶20	1	1
	≥1∶80	2	2
抗 LKM-1 或			
	≥1∶10	1	1
	≥1∶80	2	1
抗 LC-1	+	2	1
抗 SLA	+	2	2
pANNA	+	1	2
IgG			
	＞ULN	1	1
	＞1.2ULN	2	2
肝脏组织学			
	符合 AIH	1	1
	典型 AIH	2	2
排除病毒性肝炎（甲、乙、丙、戊、EBV），非酒精性脂肪性肝炎，Wilson 病和药物暴露	是	2	2
有肝外自身免疫性疾病	是	1	1
有自身免疫疾病家族史	是	1	1
胆管造影			
	正常	2	−2
	不正常	−2	2

注：分数≥7，AIH可能；≥8，确诊AIH。分数≥7，ASC可能；≥8，确诊ASC。ULN为正常值上限。ANA、SMA、抗LKM-1、抗LC-1和抗SLA积分最高不超过2分。

表 21-2　原发性胆汁性胆管炎 Ludwig 分期

Ludwig 分期	组织学特点
Ⅰ期：胆管炎期	炎症局限于汇管区，受损的小胆管周围以淋巴、单核细胞浸润为主，亦可见浆细胞、嗜酸性粒细胞及少数中性粒细胞，有的胆管周围可见非干酪性上皮样肉芽肿，即特征性的旺炽性胆管病变（florid duct lesion）
Ⅱ期：汇管区周围炎期	汇管区炎症可突破界板深入小叶内，同时汇管区周边带可见细胆管增生，形成胆管性界面炎
Ⅲ期：进行性纤维化期	部分纤维化扩大的汇管区之间以桥接纤维间隔相连
Ⅳ期：肝硬化期	汇管区之间的桥接纤维间隔分隔肝实质呈"七巧板"图样

讨　论

原发性胆汁性胆管炎（PBC）是自身免疫性肝病的一种，致病机制尚不明确，一般认为与遗传因素和环境因素共同作用启动的异常自身免疫反应有关，可能是淋巴细胞介导或潜在感染或有毒物质对胆管上皮细胞的线粒体自身抗原进行靶向攻击，引起慢性胆汁淤积，造成汇管区和肝实质损伤，进而导致肝细胞坏死、胆管结构破坏，最终导致肝硬化[6]。PBC病理特点为进行性、非化脓性的肝内小胆管上皮细胞凋亡性坏死，人群患病率为（19 ～ 402）/100万[7]，90%以上为中老年女性，儿童罕见。病程可迁延数十年，早期无特异性症状，故诊断很困难。依据美国（2018版）指南以及我国（2021版）专家共识，符合下列3条标准中的2项即可诊断为PBC：① 反映胆汁淤积的生化异常如ALP和GGT升高，且影像学检查排除了肝外或肝内大胆管梗阻；② 血清AMAs/AMA-M2阳性，或其他PBC特异性自身抗体如抗gp210抗体、抗sp100抗体阳性；③ 肝活检有非化脓性破坏性胆管炎和小胆管破坏的组织学证据。经药物早期干预和规范治疗，将能延缓病理改变和疾病进程，延长患者的生存期。本例患儿以肝功能异常就诊，临床无明显皮肤瘙痒、乏力等症状，肝穿活检符合PBC诊断依据中的第1、3条，满足PBC的诊断标准。

PBC患者可同时存在两种或两种以上的自身免疫性疾病，本患儿合并有甲状腺疾病，亦支持诊断。是否合并有自身免疫性肝炎，仍需随着患儿生长发育情况，动态随访并逐渐调整药物剂量以及观察有无其他并发症和（或）合并症的出现。

截至2021年11月，国内外共报道7例PBC患儿[8～13]，结合本文报道的1例，共8例。此8例患儿流行病学分析6例来自欧美国家，仅2例为亚洲病例，PBC在成人中并无明显的地域差异，这可能与不同国家的儿科医生对该病的认识程度有关；8例PBC患儿中7例为女童，这与成人患者女性多见的特点一致。8例PBC患儿的确诊年龄为3～17岁，确诊时均已出现临床症状（如腹痛、皮肤瘙痒、黄疸、消瘦等），根据自然病程均为症状期，辅助检查提示7例出现了肝脏酶学指标的升高；8例患儿AMA-M2均为阳性；肝脏活检均可见不同程度胆管损伤（6例为典型PBC病理改变、2例非典型）。8例患儿中6例确诊后即使用熊去氧胆酸治疗，4例肝酶有不同程度下降，另外2例口服熊去氧胆酸治疗后病情进展最终进行肝移植；1例确诊后即行肝移植；1例因合并自身免疫性肝炎，给予糖皮质激素联合免疫抑制剂治疗后肝酶逐渐正常。

诊疗反思

患儿因肝功能异常5月余入院，提示慢性肝损害，我国常见慢性肝炎的病因为病毒性肝炎，但患儿检查乙肝五项、丙肝抗体、EB病毒、巨细胞病毒检测结果均阴性；基于患儿合并有甲亢、糖尿病等基础病，有用药史，易误诊为继发性肝损害或药物性肝损害；儿童常见遗传性肝病包括肝豆状核变性（Wilson病）及糖原贮积病（GSD），本病例查铜蓝蛋白结果未见异常，眼科会诊检查未见角膜色素环（K-F环），不支持；累及肝脏的GSD主要表现为低血糖、肝功能异常和肝大，常合并高脂血症、高乳酸血症、高尿酸血症等，本病例无低血糖、肝大表现，不支持，若能完善基因检测可进一步排除。入院检查后发现患儿多项自身抗体阳性，提示自身免疫性肝炎可能；儿童免疫性肝病以AIH最常见，典型的特点是女性儿童多见（占3/4），血清转氨酶升高，高免疫球蛋白G（IgG）和（或）高γ-球蛋白血症，血清自身抗体阳性，肝组织病理学呈界面性肝炎。但本病例免疫球蛋白正常，肝穿病理检查结果示原发性胆汁性胆管炎（PBC Ⅰ期）；结合临床表现以及相关检查结果，对照儿童自身免疫性肝病诊断标准（表21-1）及原发性胆汁性胆管炎Ludwig分期（表21-2），诊断原发性胆汁性胆管炎（PBC）。目前熊去氧胆酸（UDCA）是目前唯一被各国际指南均推荐用于治疗PBC的药物[5]。其主要作用机制为促进胆汁分泌、抑制疏水性胆酸的细胞毒作用及其所诱导的细胞凋亡，因而保护胆管细胞和肝细胞。推荐剂量为13～15mg/（kg·d），分次或一次顿服，应长期服用，停药或大幅度减量可导致生物化学指标反弹和临床疾病进展。目前患儿病情控制稳定，建议每3～6个月监测肝脏生物化学指标，以评估生物化学应答情况，及时发现在疾病进程中有无发展为PBC-AIH重叠综合征的可能。

核心提示

PBC早期诊断与识别很重要，对于长期肝功能异常的患儿，需警惕本病，尽量做到早诊断、早治疗，以延缓疾病进展，延长患者生存期。

（何旭　陈瑞玲　钟清清）

参考文献

[1] 朱莉，闵晓俊，陈茹泉. 甲亢合并肝损害流行病学特征及病理机制认识[J]. 湖北中医学院学报，2008，10（1）：27-28.

[2] 陈军，姚茂篯. 甲亢伴糖尿病患者肝损害相关因素分析[J]. 糖尿病天地，2018，15（1）：180-182.

[3] 段晴蒉蒆，李中跃. 儿童药物性肝损害的诊治进展[J]. 中华实用儿科临床杂志，2016，31（7）：554-556.

[4] 李丽婷，王建设. 儿童常见遗传性肝病[J]. 中华儿科杂志，2021，59（7）：615-617.

[5] 中华肝脏病学组. 原发性胆汁性肝硬化（又名原发性胆汁性胆管炎）诊断和治疗共识（2015）[J]. 肝脏，2015，20（2）：960-967.

[6] Lleo A，Wang G Q，Gershwin M E，et al. Primary biliary cholangitis[J]. Lancet，2020，396（10266）：1915-1926.

[7] Sood S，Gow P J，Christie J M，et al. Epidemiology of primary biliary cirrhosis in Victoria，Australia：high prevalence in migrant populations[J]. Gastroenterology，2004，127（2）：470-475.

[8] Dahlan Y，Smith L，Simmonds D，et al. Primary biliary cirrhosis[J]. Gastroenterolgy，2003，125（5）：1476-1479.

[9] Floreani A，Ostuni P A，Ferrara F，et al. Primary biliary cirrhosis：when and why does the disease develop?[J]. Dig Liver Dis，2006，38（4）：272-275.

[10] Invernizzi P，Alessio M G，Smyk D S，et al. Autoimmune hepatitis type 2 associated with an unexpected and transient presence of primary biliary cirrhosis-specific antimitochondrial

antibodies：a case study and review of the literature[J]. BMC Gastroenterol，2012，12：92.

[11] Kitic I，Boskovic A，Stankovic I，et al. Twelve-year-old girl with primary biliary cirrhosis[J]. Case Rep Pediatr，2012，2012：937150.

[12] Liberal R，Gaspar R，Macedo G. Pediatric-onset primary biliary cholangitis[J]. Dig Liver Dis，2019，51（7）：1064-1065.

[13] Ullah K，Uddin S，Dogar A W，et al. Primary biliary cirrhosis in early childhood-a rare case report[J]. Int J Surg Case Rep，2021，85：106215.

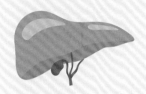

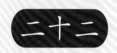

儿童肝豆状核变性1例

　　肝豆状核变性又称Wilson病，是一种定位于染色体13q14.3 ～ 21.1区域由 *ATP7B* 基因突变引起铜代谢障碍的常染色体隐性遗传疾病。目前已报道的 *ATP7B* 基因致病变异多达900余种。Wilson病的临床表现多种多样，最常见的包括肝脏和神经系统相关症状。虽然该病的发病率低，但若延误诊疗可能会造成各脏器严重的功能损害，且本病是为数不多的用药物成功治疗的遗传代谢性疾病之一，因此早诊断、早治疗对于改善预后有重要意义。本文报道以肝功能异常为首发表现的儿童病例，同时对其及父母进行基因检测，现将病例介绍如下。

病例介绍

　　患者为1岁5个月男患儿，因"反复肝功能异常1年余"于2020年6月11日入住我院肝病科。患者家属代述其2019年3月份因发热、咳嗽诊断"肺炎"在当地医院住院时发现肝功能异常，转氨酶水平轻度升高，具体不详，经治疗好转出院，之后未定期复查。2020年5月下旬出现夜间睡眠不安、易惊、多汗，6月初曾有发热，体温38.5℃，服用药物治疗体温正常，无寒战、咳嗽、咳痰、流涕、喷嚏。尿色淡黄，尿量正常，无腹泻、黏液脓血便。6月9日到兴安县人民医院住院，查肝功能ALT 91U/L、AST 98U/L、ALP 552U/L、GGT 157U/L。肾功能、免疫6项未见异常。腹部B超提示肝实质回声改变（肝实质回声不均匀，可见片状强回声及低回声，肝内血管显示欠清，肝内胆管未见扩张）。予肌苷、联苯双酯滴丸、甘草酸二铵、ATP等治疗，查体见轻度肋膈沟（哈里森沟）及肋缘外翻，诊断"① 肝功能损害；② 佝偻病（活动期）"。既往出生时有黄疸，2月龄时行"青光眼"手术，既往否认病毒性肝炎病史，过敏体质（蛋白质过敏）。父母亲健康，非近亲结婚。家族史无特殊。

体格检查 生命征正常，身高78cm，体重9kg。神清，无肝掌、蜘蛛痣，皮肤巩膜无黄染，轻度肋膈沟及肋缘外翻，心、肺查体无明显异常，腹平软，无压痛及反跳痛，肝、脾肋下未触及，胆囊区无压痛，墨菲征阴性，肝区无叩痛，移动性浊音阴性，肠鸣音正常，双下肢不肿，神经系统检查未见异常。

初步诊断 肝功能异常原因待查

入院后予葡醛内酯片、茵栀黄颗粒、复合维生素B片护肝，补钙及对症治疗，并予完善检查。

辅助检查 血常规、粪常规结果未见异常。尿常规：尿蛋白（±）。肝功能：ALT 73U/L、AST 114U/L、γ-GT 163U/L、ALP 594U/L。肾功能、凝血功能正常。EB病毒抗体3项阴性，巨细胞病毒IgG、IgM抗体阴性，HBsAb 20.18mIU/mL，丙肝抗体、甲戊肝抗体、自免肝抗体均阴性，优生十项未见异常。微量元素六项：血钙2.29mmol/L、血铜33.28μmol/L、血铁4.75mmol/L，血锌、血铅、血镁正常。铜蓝蛋白10.7mg/dL。心电图：① 窦性心动过速；② 短P-R间期；③ ST段改变。胸片：双肺纹理稍增多、模糊，请结合临床，必要时进一步检查。腹部B超：肝形态大小正常，肝表面光滑，边缘不钝，实质回声欠均匀，内未见明确占位图像。眼科会诊检查未见角膜色素环（K-F环）。

实验室及其他检查 鉴于患儿铜蓝蛋白低、血清铜偏高，应考虑肝豆状核变性（Wilson disease，WD）可能。在患者家属同意下，予患儿完善*ATP7B*全基因检测、24小时尿铜、头颅MRI检查。24小时尿铜测定46.2μg/24h。头颅MRI：脑MRI平扫未见明显异常，鼻咽软组织稍增厚，请结合临床。

当时根据2008年中华医学会神经病学分会制订的关于肝豆状核变性诊断与治疗指南的诊断标准（表22-1），高度疑诊肝豆状核变性。

表 22-1　肝豆状核变性诊断标准

检测指标	诊断标准
① 临床表现	不明原因的锥体外系症状和（或）肝病
② K-F 环	阳性
③ 24 小时尿铜	≥ 100μg
④ 肝铜量	> 250μg/g（肝干重）
⑤ 肝功能检查	可有转氨酶、胆红素升高或白蛋白降低
⑥ 影像学检查	B 超显示肝实质光点增粗甚至结节状改变
⑦ MRI	表现为豆状核、尾状核、中脑和脑桥、丘脑、小脑及额叶皮质 T1 加权像低信号和 T2 加权像高信号
⑧ 血常规	脾功能亢进时白细胞、血小板红细胞减少
⑨ 尿常规	镜下可见血尿、蛋白尿

　　注：以上指标中，4项或4项以上阳性者可确诊；如果铜蓝蛋白＜150ml/L，则①、③两项阳性或①、⑥两项阳性亦可确诊；对于疑似病例，应进行肝铜测定，如无黄疸，肝铜＞250μg/g干重，可确诊。

　　数日后ATP7B基因检测结果回报：该患者 *ATP7B* 基因各外显子及其附近内含子区域共检测到10个变异，包括2个5'非编码区变异，1个内含子变异和7个错义变异。ATP7B位于第13号染色体上，附检测到的点变异测序图（图22-1）。

5'非编码区变异：c.-75C-A (杂合)

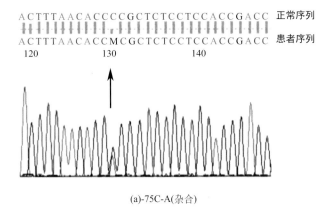

(a)-75C-A(杂合)

图 22-1

5'非编码区变异: c.-119 -118insCGCCG (杂合)

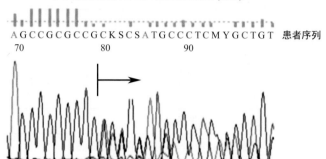

A G C C G C G C C G C K S C S A T G C C C T C M Y G C T G T　患者序列
70　　　　　　80　　　　　90

(b)-119-118insCGCCG （杂合）

Exon2：c.1216T-G(p.S406A)(杂合)

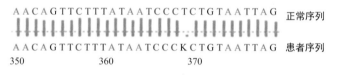

A A C A G T T C T T T A T A A T C C C T C T G T A A T T A G　正常序列

A A C A G T T C T T T A T A A T C C C K C T G T A A T T A G　患者序列
350　　　　　360　　　　　370

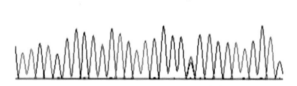

(c)Exon2：c.1216T-G(p.S406A) （杂合）

Exon3：c.1366G-C；p.V456L （杂合）

C C T A C A T C T G T G C A G G A A G T G G C T C C C C A C 正常序列

C C T A C A T C T S T G C A G G A A G T G G C T C C C C A C 患者序列
140　　　　　150　　　　　160

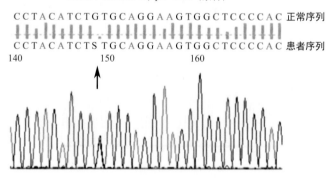

(d)Exon3：c.1366G-C；p.V456L （杂合）

Exon7：c.2111C-T(p.T704I)（杂合）

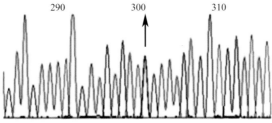

CTTCTTTATCTTGTGTACCTTTGTCCAGGTATA 正常序列

CTTCTTTATCTTGTGTAYCTTTGTCCAGGTATA 患者序列

(e)Exon10：c.2495A-G;p.K832R（杂合）

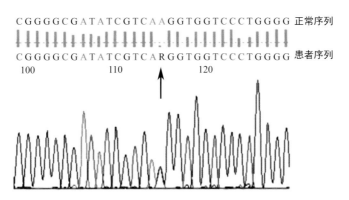

CGGGGCGATATCGTCAAGGTGGTCCCTGGGG 正常序列

CGGGGCGATATCGTCARGGTGGTCCCTGGGG 患者序列

(f)Exon12：c.2855G-A;p.R952K（杂合）

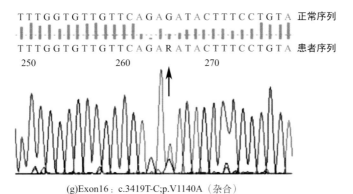

TTTGGTGTTGTTCAGAGATACTTTCCTGTA 正常序列

TTTGGTGTTGTTCAGARATACTTTCCTGTA 患者序列

(g)Exon16：c.3419T-C;p.V1140A（杂合）

图 22-1

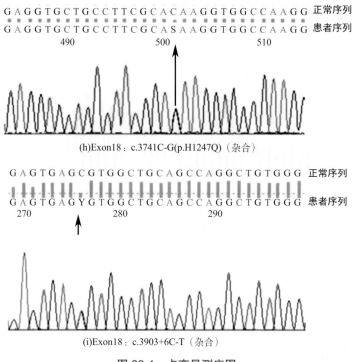

G A G G T G C T G C C T T C G C A C A A G G T G G C C A A G G　正常序列

G A G G T G C T G C C T T C G C A C A A G G T G G C C A A G G　患者序列

490　　　　　　　　500　　　　　　　510

(h)Exon18：c.3741C-G(p.H1247Q)（杂合）

G A G T G A G C G T G G C T G C A G C C A G G C T G T G G G　正常序列

G A G T G A G Y G T G G C T G C A G C C A G G C T G T G G G　患者序列

270　　　　　　280　　　　　　290

(i)Exon18：c.3903+6C-T（杂合）

图 22-1　点变异测序图

据目前文献和数据库检索，检测到有的变异为 *ATP7B* 基因的单核苷酸多态性位点，不具有致病性[1]；有的变异为可能病理性突变[2,3]。其中外显子7的错义变异 c.2111C＞T（p.T704I）在人类基因突变数据库（HGMD）中报道为病理性突变[HGMD CM1911314]，且在儿童 WD 患者中有发现过 [PMID：31172689]；外显子18的错义变异 c.3741C＞G（p.H1247Q）在 HGMD 中报道为病理性突变[HGMD CM139965]，其在 Wilson 病患者中的变异频率较低且在人群数据库正常对照人群中未发现过[PMID：24094725；PMID：27022412]，另 REVEL 预测软件指出该变异是有害的；根据 ACMG 分类原则，这2个变异为可能病理性突变。

因 *ATP7B* 基因是常染色体隐性遗传方式，所示外显子7、外显子8的错义变异（杂合）可能病理性突变分别遗传于父母；之后采集患儿父母血液标本进行 PCR 和基因测序，对检测标本中 *ATP7B* 的基因编码区7和18外显子突变分析检测。

父母 *ATP7B* 基因检测结果如下。

母亲 *ATP7B* 基因所检测区域共检测到1个变异：外显子7的错义变异 c.2111C＞T（p.T704I）据数据库检索和文献报道[HGMD CM139965；PMID：24094725；

PMID：27022412]，据ACMG分类为可能病理性突变位点；未检测到外显子18的错义变异c.3741C＞G（p.H1247Q）。见图22-2。

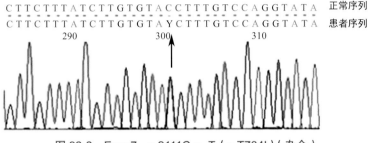

图22-2　Exon7：c.2111C＞T（p.T704I）（杂合）

　　父亲*ATP7B*基因所检测区域共检测到2个变异：外显子18的错义变异c.3741C＞G（p.H1247Q）据数据库检索和文献报道[HGMD CM1911314；PMID：31172689]，据ACMG分类为可能病理性突变位点；外显子18的内含子变异c.3903+6C＞T为数据库报道的单核苷多态性位点[2]，不具有致病性。见图22-3。

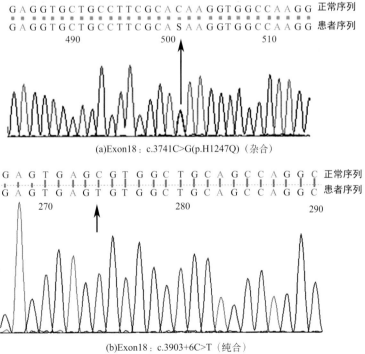

(a)Exon18：c.3741C>G(p.H1247Q)（杂合）

(b)Exon18：c.3903+6C>T（纯合）

图22-3　父亲点变异测序图

　　通过基因检测，从而发现其父母均发生一种杂合突变，表型正常，患儿因遗传父母双方的杂合突变而发病，由此推测复合杂合突变为该WD患儿发病的主要原因。

　　根据基因检测结果，明确诊断为肝豆状核变性。之后予以低铜饮食，先后口服D-青霉胺、硫酸锌等驱铜治疗，目前病情控制相对稳定。

讨　论

　　肝豆状核变性（WD）在世界范围内的发病率为1/30000 ～ 1/100000，在许多人群种族中，其杂合携带者可高达1/90[6]，且在我国汉族人群的发病率较高[6,7,8]。WD起病缓慢，临床表现较为多样，临床上分为四型[9]，即肝型、脑型、其他类型、混合型。年龄越小，以肝病起病越多见[10,11]。以肝病为首发表现的7岁以下年龄段患儿不容忽视。肝病表现多种多样：① 临床上无任何症状的肝功能异常和肝硬化，常误诊为病毒性肝炎等，误诊率高达25.9%；② 患者病情隐匿发展，甚至发展至肝硬化失代偿期，出现合并腹水、上消化道出血和肝性脑病等表现才被发现；③ 也可表现为急性或亚急性肝衰竭。虽然其临床表现多样，实验室检查血清铜蓝蛋白＜50mg/L是诊断该病的有力证据。且所有的疑似患者均应进行24小时尿铜检测。头颅MRI检查可清楚显示大脑皮质和白质的萎缩以及脑的局灶性萎缩。对已经证实肝豆状核变性患者的同胞、同胞中有幼年死于暴发性肝炎或其他肝病者、儿童或少年发生原因不明的肝硬化及一过性黄疸、震颤、舞蹈样运动或精神错乱者均应在裂隙灯下检查有无角膜K-F环，即角膜边缘后弹力层，及内皮细胞胞质内有无棕黄色的细小铜颗粒沉积[12]。据2018年欧洲肝病协会肝豆状核变性指南[13]，当铜蓝蛋白低于0.2g/L时就要考虑肝豆状核变性可能，当低于0.1g/L，应高度怀疑肝豆状核变性。对于不能明确的肝豆状核变性患者优先推荐行ATP7B基因检测，并强烈建议对其一级亲属行肝功能、铜代谢指标及基因检测。

　　根据最新HGMD人类基因突变数据库记载，目前已有近900个突变已经被报道，其中以错义和无义突变最常见。目前的研究[14]表明肝豆状核变性的发病多由两个突变的致病性ATP7B等位基因引起，然而事实上，大多数患者是ATP7B致病性突变的纯合子或复合杂合子。本病例因发热住院检查发现肝酶异常而被诊断，其父母均发生一种杂合突变，表型正常，患儿因遗传父母双方的杂合突变而发病。

肝豆状核变性一经诊断，需进行长期、综合性的临床治疗，中断治疗将很可能恶化为急性肝衰竭。幸运的是，肝豆状核变性是能够通过饮食及药物治疗得到有效控制的遗传代谢性疾病之一。根据患者的临床表现选择合适的治疗方案，在饮食方面，要求患者低铜饮食。药物治疗主要有两大类：一是金属络合剂，包括青霉胺、二巯丙磺酸钠、二巯丁二酸胶囊等，这类药物可以促进体内的铜离子排出；二是阻止肠道对外源性铜离子的吸收，包括锌剂、四硫钼酸盐等。肝豆状核变性要终身药物治疗，服药期间要动态监测血尿常规、肝肾功能、凝血功能、24小时尿铜及腹部彩超等检查评估药物疗效及疾病进展。

早诊断、早治疗对于改善预后有重要意义。本病例通过全外显子测序的方法，分析基因诊断对早期诊断的可行性，以减少误诊率及漏诊率，提高临床医师对该病的认识，从而阻止患者病情发展，提高患者的生存质量。

诊疗反思

患儿因反复肝功能异常1年余入院。患儿在病程中因发热、咳嗽就诊住院治疗，期间检查才发现肝功能异常，除肝酶轻度升高外，患儿无恶心、呕吐、黄染、厌油等常见肝炎临床症状，亦无皮肤瘙痒、神经及精神症状，而感染性发热本身就可以引起肝功能异常，容易造成医生的麻痹和惯性思维，易漏诊、误诊。本病例以肝病为首发表现，起病隐匿，反复肝功能异常1年余，提示慢性肝损害；在我国慢性肝炎主要以病毒性肝炎为主，其次为脂肪肝、自身免疫性肝病，而遗传性肝病是儿童期肝病的重要病种之一。本病例入院初步检查结果基本排除病毒性肝炎、脂肪肝、自身免疫性肝病，基于铜蓝蛋白＜100mg/L，重点筛查肝豆状核变性。肝豆状核变性又称Wilson病，是儿童期最为常见的常染色体隐性遗传病之一，属于单基因缺陷病，为*ATP7B*基因突变，致铜转运P型ATP酶缺乏，血浆铜蓝蛋白降低，导致血中疏松结合的非铜蓝蛋白结合型铜离子明显增多并易沉积于肝、脑、角膜、肾及骨关节等脏器组织，继而引起相应临床表现。随着对肝豆状核变性研究的不断深入以及分子诊断技术的发展，新一代测序技术（next generation sequencing，NGS）为罕见遗传病的早期诊断及精准治疗提供了可靠的技术平台[4]。而全外显子测序技术（whole exome sequencing，WES）已成为肝豆状核变性的重要诊断手段。患儿*ATP7B*基因各外显子及其附近内含子区域共检测到10个变异，包括2个5'非编码区变异，1个内含子变异和7个错义变异；其父母均发生一种杂合突变，表型正常，患儿因遗传父母双方的杂合突变而发病，由此推测复合杂合突变为该肝豆状核变性患儿发病的主要原因。肝豆状核变性是儿童期最为常见且又是为数不多的可治疗性的常染色体隐性遗传病之一，若能早期诊断和早期启动终身低铜饮食和驱铜治疗，可不发病（症状前诊断者）或实现疾病长期缓解，并可获得良好生活质量和与正常人近似的生存期[5]。

核心提示

肝豆状核变性是少数几种可用药物控制病情进展的遗传代谢性疾病之一，儿童期肝豆状核变性的早期诊断和干预决定患者的转归；对于儿童不明原因肝酶增高，应注意排查肝豆状核变性，不能明确的肝豆状核变性患者优先推荐行 *ATP7B* 基因检测，避免漏诊或误诊，为早期临床干预提供依据，尽早进行长程管理，从而有更好的预后。

（赵孝荣　陈瑞玲　李冬妮）

参考文献

[1] Lu C X，et al. New mutations and polymorphisms of the ATP7B gene in sporadic Wilson disease[J]. European Journal of Medical Genetics，2014，1-5.

[2] Gu Y H，Kodama H，Du S L，et al. Mutation spectrum and polymorphisms in ATP7B identified on direct sequencing of all exons in Chinese Han and Hui ethnic patients with Wilson's disease[J]. Clinical genetics，2003，64：479-484.

[3] Tsai C H，Tsai F J，Wu J Y，et al. Mutation analysis of Wilson disease in Taiwan and description of six new mutations[J]. Human mutation，1998，12：370-376.

[4] Walshe J M. History of Wilson disease：a personal account[J]. Handb Clin Neurol，2017，142：1-5.

[5] 方峰. 儿童肝豆状核变性的长期治疗与随访管理[J]. 临床肝胆病杂志. 2017，30（10）：1936-1938.

[6] Terada K，Nakako T，Yang X L，et al. Restoration of holoceruloplasmin synthesis in LEC rat after infusion of recombinant adenovirus bearing WND cDNA[J]. J Biol Chem，1998，273（3）：1815-1820.

[7] Murillo O，Moreno D，Gazquez C，et al. Liver expression of a miniATP7B gene results in long-termrestoration of copper homeostasis in a Wilson's disease model[J]. Hepatology，2019，

70（1）：108-126.

[8] Edwards C Q. Anemia and the liver. Hepatobiliary manifestations of anemia[J]. Clin LiveDis，2002，6（4）：891-907.

[9] Roberts E A，Socha P. Wilson disease in children[J]. Handb Clin Neurol，2017，142：141-156.

[10] Roberts E A，Schilsky M L. Diagnosis and treatment of Wilson disease：an updata[J]. Hepatology，2008，47（6）：2089-2111.

[11] 王朝霞，张春艳. 儿童肝豆状核变性的临床特征及诊治进展[J]. 临床肝胆病杂志，2011，27（7）：703-705.

[12] Walshe J M. Wilson disease：a most unusual patient[J]. QJM，2016，109（2）：117-118.

[13] European Association for Study of the Liver. EASL Clinical Practice Guidelines：Wilson's disease[J]. J Hepatol，2012，56（3）：671-685.

[14] Sapuppo A，Pavone P，Praticò A D，et al. Genotype- phenotype variable correlation in Wilson disease：Clinical history of two sisters with the similar genotype[J]. BMC Med Genet，2020，21（1）：128.

211 ▶